四川省社科联科研课题

重庆金阳集团热情支持

巴蜀名医遗珍系列丛书

主编 马烈光

李仲愚

气功灵源发微

李仲愚 著 钟枢才 整理

中国中医药出版社

·北 京·

图书在版编目（CIP）数据

李仲愚气功灵源发微/李仲愚著．—北京：中国中医药出版社，
2016.10（2024.4 重印）
（巴蜀名医遗珍系列丛书）
ISBN 978 - 7 - 5132 - 3642 - 3

Ⅰ.①李…　Ⅱ.①李…　Ⅲ.①气功 - 研究　Ⅳ.①R214

中国版本图书馆 CIP 数据核字（2016）第 222830 号

中国中医药出版社出版

北京经济技术开发区科创十三街 31 号院二区 8 号楼
邮政编码　100176
传真　010 - 64405721
三河市同力彩印有限公司印刷
各地新华书店经销

开本 880×1230　1/32　印张 3　字数 71 千字
2016 年 10 月第 1 版　2024 年 4 月第 6 次印刷
书号　ISBN 978 - 7 - 5132 - 3642 - 3

定价　25.00 元
网址　www.cptcm.com

服 务 热 线　010 - 64405510
购 书 热 线　010 - 89535836
维 权 打 假　010 - 64405753

微信服务号　zgzyycbs
微商城网址　https://kdt.im/LIdUGr
官方微博　http://e.weibo.com/cptcm
天猫旗舰店网址　https://zgzyycbs.tmall.com

如有印装质量问题请与本社出版部联系（010 - 64405510）
版权专有　侵权必究

出版者言

　　《名医遗珍系列》旨在搜集、整理我国近现代著名中医生前遗留的著述、文稿、讲义、医案、医话等等。这些文献资料，有的早年曾经出版、发表过，但如今已难觅其踪；有的仅存稿本、抄本，从未正式刊印、出版；有的则是家传私藏，未曾面世、公开过，可以说都非常稀有、珍贵。从内容看，有研习经典医籍的心悟、发微，有个人学术思想的总结、阐述，有临证经验的记录、提炼，有遣方用药的心得、体会，篇幅都不是很大，但内容丰富多彩，各具特色，有较高的学术和实用价值，足资今人借鉴与传承。

　　寻找、搜集这些珍贵文献资料是一个艰难、漫长而又快乐的过程。每当我们经过种种曲折得到想要的资料时，都如获至宝，兴奋不已，尤其感动于这些资料拥有者的无私帮助和大力支持。他们大都是名医之后或其门生弟子，不仅和盘托出，而且主动提供相关素材、背景资料，很多人还亲自参与整理、修订。他们的无私品质和高度责任感，也激励、鞭策我们不畏艰难，更加努力。

有道是"巴蜀自古出名医"。巴蜀大地，山川俊秀，物产丰富独特，文化灿烂悠久，不仅群贤毕集，而且名医大家辈出，代有传人，医书诊籍充栋，分量十足，不愧为"中医之乡，中药之库"。因此，我们特别推出《巴蜀名医遗珍系列丛书》，精心汇集了陈达夫、吴棹仙、李斯炽、熊寥笙等16位现代已故巴蜀名医的珍贵遗著、文稿，以展现巴蜀中医的别样风采。尤其值得一提的是，此次由巴蜀名中医马烈光教授亲任主编，年逾九旬的中医泰斗李克光教授担纲主审，确保了这套丛书的高品质和高水平。另外，还有相当部分的巴蜀名医资料正在搜集整理中，会在近期集中出版。

今后，我们还将陆续推出类似的专辑。真诚希望同道和读者朋友提出意见，提供线索，共同把这套书做成无愧于时代的精品、珍品。

中国中医药出版社

2016 年 8 月 4 日

前言

　　自古以来，以重庆为中心所辖地区称为"巴"，以成都为中心的四川地区称为"蜀"，合称"巴蜀"或"西蜀"。隋代卢思道曾云："西蜀称天府，由来擅沃饶。"巴蜀大地，不仅山川雄险幽秀，江河蜿蜒回绕，物产丰富独特，而且文化灿烂悠久，民风淳朴安适，贤才汇聚如云。现代文学家郭沫若曾谓："文宗自古出西蜀。""天府"巴蜀，不仅孕育出了大批横贯古今、闪耀历史星空的大文豪，如汉之司马相如、扬雄，宋之"三苏"等，也让"一生好入名山游"的李白、杜甫等恋栈不舍。

　　更令人惊叹者，巴山蜀水，不仅群贤毕集，复名医辈出，代有传人。早在《山海经》中已有"神医"巫彭、巫咸，其后，汉之涪翁、郭玉，唐之昝殷、杜光庭，宋之唐慎微、史崧，清之唐宗海、张骥、曾懿等，举不胜举。尤其在近现代，名噪一时的中医学家，如沈绍九、郑钦安、萧龙友、蒲辅周、冉雪峰、熊寥笙、李重人、任应秋、杜自明、李斯炽、吴棹仙等，均出自川渝巴蜀。如此众多出类拔萃的中医前辈名宿，其医德、医术、医学著述、临床经验、学术思想及治学方法，都是生长、开放在巴蜀这块大地上的瑰丽奇葩，为我国中医药事业的发展增添了光辉篇章，是一份十分值得珍惜、借鉴和弘扬的、独具特色的宝贵民族文化遗产和精神财富。

"自古巴蜀出名医"，何也？

首先，巴蜀"君王众庶"历来重视国学。巴蜀地区历史文化厚重，广汉三星堆、成都金沙遗址等，不断有考古学新发现揭示着本地文化的悠久。西汉之文翁教化为巴蜀带来了中原的儒道文化，使巴蜀文化渐渐融入了中华文化之中。而汉之司马相如、扬雄之文风，又深深体现着巴蜀文化的独特性。巴蜀人看重国学，文风颇盛，即使在清末民国之初，传统文化横遭蹂躏时，巴蜀仍能以"国学"之名将其保留。另外，蜀人喜爱易学，宋朝理学家程颐就说"易学在蜀"，体现出易学是巴蜀文化的重要特征。"医易同源"，易学在巴蜀的盛行，使巴蜀中医尤易畅晓医理并发挥之。就这样，巴蜀深厚的文化底蕴为生于斯、长于斯的巴蜀中医营造了一块沃土，提供了丰厚的精神濡养。

其次，巴蜀地区中医药资源得天独厚。四川素有"中药之库"的美称。仅药用植物就有 5000 余种，中药材蕴藏量、道地药材种类、重点药材数量等，均居全国第一位。"工欲善其事，必先利其器"，有了丰富的中药材资源，巴蜀中医就有了充足的"利器"，药物信手拈来，临床疗效卓著，医名自然远扬。

最后，巴蜀名山大川众多，风光旖旎，道学兴盛，道教流派颇多，"仙气"氤氲。鲁迅先生曾谓"中国文化的根柢全在道教"，道学、道教与中华文化的形成有着密切的关系，与中医学更具"血肉联系"。于道而言，史有"十道九医"之说；于中医而言，中医"至道"中有很大部分内容直接源于道，不少名医精通道学，或身为道教中人，典型者如晋代葛洪及唐代孙思邈。巴蜀地区，道缘尤深。且不说汉成帝时，成都严君平著《老子注》和《道德真经指归》，使道家学说系统化，对道学发展影响深远。仅就道教名山而言，"蜀国多仙山"，如四川大邑县鹤鸣山为"道教祖庭"，东汉张道陵于此倡"正一盟威之道"，标志着道教的形成；青城山为道教"第五洞天"，至今前山数十座道教宫观完好保留；

峨眉山为道教"第七洞天"，今仍保留有诸多道教建筑。四川这种极为浓厚的道学氛围，洵为名医成长之深厚底蕴。

自古巴蜀出名医，后人本应承继其学，发扬光大。然而，即使距今尚近的现代巴蜀名医，其学术经验的发掘整理现状堪忧。有的名医经验濒于失传；有的以前虽然发表、出版过，但如今难觅其踪；间或有一些得以整理问世，也多由名医门人弟子完成，呈散在性，难保其全面、系统、完善。如现代已故巴蜀名医中，成都李斯炽、重庆熊寥笙、达县龚益斋、大邑叶心清、内江黄济川、三台宋鹭冰等，这些医家，虽有个人专著行世，但一直缺乏一套丛书将其学验进行系统汇总与整理。

此外，现有的名医经验整理专著，多将其学术思想和临床经验分册出版，较少赅于一书，全面反映名医的学术特点。而有些名医在生前喜手录医悟、医论与医方、医案，因未得出版，遂留赠门人弟子，几经辗转，终濒临失传。如20多年前去世的名医彭宪彰，虽有《叶氏医案存真疏注》一书于1984年出版，但此书仅为几万字的注解性专著，只反映了彭老在温病学方面的学术成就。而他利用业余时间，手录的大量临床验案，至今未得到全面发掘整理，近于湮没无闻，遑论出版面世。痛夫！这些乃巴蜀杏林的巨大损失！

吾从小跟名师学中医，于20世纪60年代末参加医疗卫生工作，70年代在成都中医学院毕业留校从事医、教、研工作至今。在此期间，与许多现代巴蜀名医熟识，常受其耳提面命和谆谆教诲。几十年来，深感老前辈们理用俱佳，心法独到，临床卓有良效，遗留资料内容丰富多彩，具有颇高的学术和应用价值，若不善加搜集整理，汇总出版，则有绝薪之危。有鉴于此，我们早冀系统搜集整理出版一套现代已故巴蜀名医丛书，这也是巴蜀乃至全国中医界盼望已久的大事。适逢中国中医药出版社亦有此意愿，不谋而合，颇为相惜。此套丛书的出版幸蒙年逾九旬的巴蜀中医泰斗李克光教授垂青、担纲主审，并得到了国家中医药管理局、四川省中医药管理局、重庆市中医药管理局、四川省中医药科学院、成都中医药大学等的政策支撑，以及重庆金阳等企业的资金支持。尚得到不少名医之后或其门生弟子主动提供文献资料和相关素材之鼎力相助，更因成功申报为四川省社科课题而顺利完成了已故巴蜀现代名医存世资料的搜集、整理研究工作。对此，实感幸甚，诚拜致谢！

恰逢由科技部、国家中医药管理局等 15 个部委主办的"第五届中医药现代化国际科技大会"在成都隆重召开及成都中医药大学 60 年华诞之际，双喜临门，盛事"重庆"，愿以是书为贺，昭显巴蜀中医名家近年来的成果，尤可贻飨同道，不亦快哉！

丛书付梓之际，抚稿窃思，前辈心法得传，于弘扬国医，不无小益，理当欣喜；然仍多名医无继，徒呼奈何！若是丛书克竟告慰先贤，启示后学之功，则多年伏案之苦，亦何如也！

纸牍有尽，余绪不绝，胪陈管见，谨作是叙！并拟小诗以纪之：
巴蜀医名千载扬，济赢获安久擅长；
川渝杏林高蠹日，岐黄仁术更辉煌。

丛书主编　马烈光
2016 年 8 月于成都中医药大学

原前言

　　我少年时多病，医药鲜效。先祖父春庭公极为忧虑，不忍心看着我夭折。在五十多年前的一个初夏，恰当我祖父的表兄海慧禅师从西藏、印度等地求法还乡，先祖父命我皈依海慧禅师，学习内养功夫，一年后，诸病消除，体质渐趋康强。

　　禅师俗姓范，四川彭县云华山人（现为彭州市）。青年时代因反抗洋人侵略中国，在义愤中捣毁教堂，清政府下令搜捕，禅师远遁他方，浪迹天涯。初遇一位精通中医药学，对《周易》《内经》及道家学术很有研究的道家净明派高人，授以丹道修炼之术，遍游国内佛、道圣地，后又几番到西藏、印度精修密法。抗战前夕，返家乡望以报国，后隐名外出，不知所终。

　　禅师毫无门户之见，对佛、道两家锻炼之法求同存异，取其精华，弃其糟粕，传授弟子，因人而异。

　　新中国成立后，我参加了医务工作，怕引起同志们的误会，就放弃了锻炼。

　　1978 年、1979 年，我先后两次遭遇车祸，造成严重的脑外伤后遗症，并继发糖尿病、周围神经炎，又感染了肺结核。经常头昏头痛、耳鸣、失眠、咳嗽、咯血，时常昏倒、抽搐，四肢麻木无力，形体极度消瘦。住院治疗一年，病情有所好转，但昏倒、抽搐还时常发生。每当昏倒抽搐一次，精神衰败亦随之增加，心中很悲观，以为从此成为废人了。1980 年冬，在失望之中，又重新恢复练功，约半年时间，身体康复，糖尿病虽尚未得到根治，但全身情况良好，能坚持繁忙的工作，爬山涉水亦能无恙。

1984 年春末，四川省中医学会邀我交流气功经验。我把禅师所授予我的功法做了一些介绍，1985 年春受益者一个传一个，大家都要求在成都中医学院附属医院开办气功讲习班。院领导鼓励我和其他同志努力开展好此项工作。经过两期传授，多数病人都有不同程度的好转。

本功法不仅佛、道两家不相矛盾，而且与中医哲学思想相吻合。我行医五十多年，研究过的医典不算太少，多少有点鉴别能力，尤其在实践中，更体会到此种功法，不但有利于对疾病的治疗，而且有利于一切养生者强健身体，延年益寿。因此，本人不敢自秘，经过两个多月的孤灯寒夜，初次脱稿，以公诸于世，对同道抛出这一引玉之砖。因时间仓促，思考不周，谬误良多，敬请广大同道及读者们不吝赐教为盼。

李仲愚

于成都中医学院附属医院

1986 年 12 月

内容提要

　　李仲愚（1920—2003），四川省彭州市人，著名中医临床家、针灸学家。长期从事中医、针灸教学和临床工作。临证深求古训，博采新知，施术时能取各家之长，因时、因地、因人、因症而活法用之。精于方术，善用针灸，常以中医传统的汤液、针灸、角、砭、导引、按摩、薄贴、膏沫、浴熨等方法治疗内、妇、儿、外及五官各科疾病，尤擅长使用祖传绝招杵针、气功等法，内外合治、针药结合，治疗多种常见病及各种奇难杂证，疗效显著。多次进京给中央首长治病，多采用杵针、指针之法，收到了满意的疗效。

　　本书为《巴蜀名医遗珍系列丛书》之一，是李老早年皈依海慧禅师所学习的内养秘功。该功法取佛、道两家锻炼之精华，与中医哲学思想相吻合，不仅有利于疾病的治疗，又有利于强身健体、延年益寿。李老本人和他的许多患者都从中受益。书中除阐述了内养气功的一些重要理念外，还介绍了怎样练功、气功治病及练功纠偏等。此外，还介绍了道家服食药方。书后附有"河图与洛书说明"。

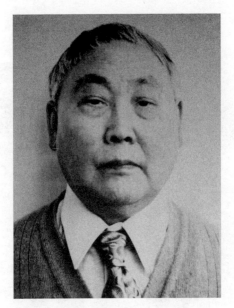

李仲愚（1920—2003）

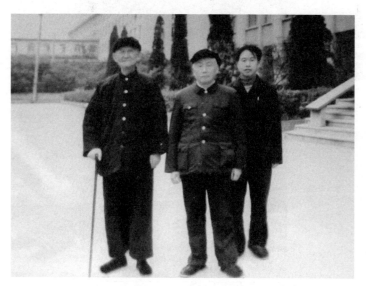

李仲愚（中）与友人合影（曹芝富副主任医师提供）

醫宗華扁德配斬岐

芝富大夫懸壺
癸酉陽月
仲愚題贈

李仲愚墨宝（曹芝富副主任医师提供）

李仲愚处方手迹

目录

一、概　语

气功是中医学中一种很古老的养生方法，古代很多医学书籍中都有记载，如《黄帝内经》（以下称《内经》）这部两千多年前总结上古医学的医经中，《素问》前四篇（上古天真论、四气调神大论、生气通天论、金匮真言论）就是讲养生的理论和方法。其中还具体记载了一种练功治病的方法，《素问·刺法论（遗篇）》说："肾有久病者，可以寅时面向南，净神不乱思，闭气不息七遍，以引颈咽气顺之，如咽甚硬物，如此七遍后，饵舌下津令无数。"名医扁鹊，在他著的《难经》中，曾专门计算过人的呼吸次数，并把"呼吸太阳"作为一种锻炼方法（见《千金要方·养性序第一》）。汉代张仲景在《金匮要略·脏腑经络先后病脉证》中就这样写道："若人能养慎，不令邪风干忤经络，适中经络，未流传脏腑，即医治之。四肢才觉重滞，即导引、吐纳、针灸、膏摩，勿令九窍闭塞。"华佗的《五禽戏》是一套著名的医疗体育疗法。晋代名医葛洪、陶弘景都是以修炼而闻名。唐代名医孙思邈，在他著的《千金翼方》《千金要方》中，都有很多有关养生的理论和方法的记载。宋代的《圣济总录》《苏沈良方》，明代的《本草纲目》，清代的《沈氏尊生书》《医方集解》等书，都有专门论述练功的方法。

气功一词，首见于晋代许逊《净明宗教录》的"气功阐微"。但这一词在古代并未普及，一般称气功为导引、吐纳、服气等，直到现代才盛行起来。

从以上所述可以知道，历代名医是很重视气功养生的方法的，都把这些方法作为医学的一个组成部分，写在著作中。

气功对人来说，不但可以预防和治疗很多种疾病，同时还可以起到强身益寿的作用。如果对气功勇于实践，坚持锻炼，久而久之，就会逐渐达到不同程度的"禅定"境界。根据禅定力的深浅程度，会使精神和身体得到不同程度的益处。最终还会使脉解心开，精、气、神合而为一，不仅身体康健，而且智慧聪明，神通朗发。

总之，能自强不息，坚持锻炼，动力精进，直到生命临终时，身无疾苦，恬愉而逝。

巴蜀名医遗珍系列丛书

二、人与自然

　　一般人都仅仅把导引锻炼的方法称为气功，好像掌握了这种锻炼的方法，就算懂得了气功，这是很不全面的理解。我们在没有练气功之前，应当对"气"和"功"有比较全面的认识和深刻的理解，才能通融百家，得心应手，练功中少出岔，做到有利无弊。行之于己，则健康长寿；施之于人，则救死扶伤，疗病拔苦。

　　什么叫做"气"呢？"气"就是宇宙的本体——就是道。也就是生天、生地、生人、生一切万物的自然力。这种自然力充满了无量无边的虚空，它永恒不息地运动着。它的存在，从时间来说，是无始无终；对空间来说，是横无边际，竖无上下，大而无外，小而无内，无中间，无左右。散之可十、可百、可千、可万，乃至无数无量，合之则"一灵独朗"。这就是宇宙的本体，也就是无量无边的虚空所具有的"精、气、神"的综合体。我国古代伟大的哲学家老子曾说过："有物混成，先天地生，寂兮寥兮，独立而不改，周行而不殆，可以为天下母，吾不知其名，强字之曰道。"由此看来，"道"就是元精、元气、元神的综合体，也就是宇宙和一切万物的生命力。

　　概括地说，宇宙的本体，就是"元气"。元气凝敛就成为"元精"，也就是有形的液体和固体，能为人们直接观察到的物质。元气奋发而为能量，就成为"元神"。元神能永恒不停地使物质趋向发展，这种发展的趋向，我国古代哲学就称之为"易"。《易传》说："生生之谓'易'。"就是指自然界和社会都是不断地向前发展着，不会有休止的状态出现。

　　《老子》说："道法自然。"因此，"道"就是自然力的表现，它能生出天地万物。宇宙是没有穷尽的，混然元气充满了太虚，故整个太虚也就充满着自然力。宇宙的本体，就是充满着这种视之不见、听之不闻、抟之不得的混然元气，这种元气的存在，是很活跃的，可谓之"生息无穷"。

宇宙的体象，是"大而无外，小而无内"，散之可十、可百、可千、可万，乃至无数无量，合之则"一灵独朗"。而"一灵独朗"的混然元气，却又随时随地孕育和繁衍着，主宰着无量、无数、无边、无尽的大千世界中的万物。它包罗天地，养育群生，具有生生不息之机，真可谓天地万物之母。

假设把整个太虚比喻为一个人的身体，那么太虚中无量无边的无数星系如银河系等，就好比人体的组织、器官，每个星系中的星球就好比组织、器官中的细胞。太虚中包罗着无量无数的星系、无量无数的世界，组成这些世界和万物的物质是随着自然力——混然元气，循着它井然不紊的规律而运动着，彼聚则此散，此聚则彼散，生息不已，变化无穷。

元气的运行，有相对的动、静、凝、散。动之、散之则为阳；静之、凝之则为阴。有动有静，有散有凝，就会产生各类物象。物象的范畴，包括了太虚中的无量无数的星系，无量无数的世界，以及每个世界的山河大地、林泉人物，乃至一切飞、潜、动、植、鳞、羽、裸、毛、甲、介等有情和无情的万物。这些物象不管大大小小，隐隐显显，从每个星球到每个星球上的物质，乃至众生世界（即有生命的世界）上的每个生物，每个生物体中的每个细胞，每个细胞里面的最基本的物质微粒，都在太虚混然元气之中动、静、聚、散、升、降、开、阖地运行着。动则生阳，静则生阴；聚则成形，散则化气；升则生长，降则收藏；开则外散，阖则内敛。元气显现出的生化之机，是永远无穷无尽的。另一方面，大大小小、隐隐显显的物体，又各自有着自身的动、静、聚、散、升、降、开、阖，而形成了阴阳消长的规律。这些规律之中自然会产生动多静少、静多动少、动静相等，聚多散少、散多聚少、散聚相等，升多降少、降多升少、升降相等，开多阖少，阖多开少，开阖相等，这些差别，就叫做"数"。我国古代伟大的哲学著作《易经》就包含了理、气、象、数这种唯物主义思想和朴素的辩证法思想。

人体的十二脏腑、十二经脉、奇经八脉、五官九窍、肢体百骸、三焦腠理、卫气营血，随时随地都和大自然的混然元气息息相通，相互照应，有规律、有节奏地进行着物质的运动和变化。

（一）人体是宇宙的缩影

每一个人及任何一个生物，都是太虚元气所铸成的。不过从时间和作用来说，可以分为先天气和后天气两部分。

什么叫先天气呢？就是每个生命在父母孕育时，所赋予的真一之气。这种真一之气，一经父母赋予，就决定了生命节律。在未降生之前，在母腹里由母体吸取天地之气，与母体气血化合输送给胎儿，孕育其成长，同时把胎儿的代谢产物，借母体的血行而排出。母体的鼻孔与天气相通，时时吸入自然的清气，呼出体内的浊气；母体的口与地气相通，每天摄入的饮食五味均为地气所生。因此，母体摄入的清气（天气）、饮食五味（地气）中的精微物质注入胎儿体内，通过胎儿生命力的活动——即前述的动、静、开、阖、升、降、聚、散等，有选择性地摄取本身所需要的物质。因为生命力——真一之气，既禀受于太虚，又禀受于父母，具有不可思议的灵明之力，我国古代的气功家称其为"一点灵光"。

每个生物体自身的生长、发育、新陈代谢、兴奋、免疫力、体内外环境的适应性，以及怀胎时能在母腹中和母亲的生命力相依存，逐渐把自己构成为完整的身体。离开母体后，感觉器官与外界环境相接触，逐渐具有知觉、运动、思维、情感等，与宇宙和社会环境相适应，并生活于其中，同宇宙社会形成一个整体。这时"一点灵光"就趋向后天，逐渐成为后天气。

（二）人体与自然界息息相关

自然界存在着人类和一切生物赖以生存的必要条件，这些条件的正常转化，可以给人体带来健康，给万物带来繁荣昌盛，给人类社会带来人寿年丰。一旦这些条件出现异常，超过人体或一切生物自身对外界环境的适应能力，就会导致疾病的发生或一切生物的变异或消亡。但是，共同生活在大自然界中的人类及其他生物，对自然界的适应能力也各不相同，即使同样遭到灾难之祸，各自的前景和后果亦不相同。例如，同样生活在疾病流行的时期内，同样处在疾病流行的地区，身体内部正气充沛之人，可以不发生疾病；而身体内部正气虚弱之人，一经感受病邪，立即就会发生疾病。正如《灵枢·百病始生》说："风雨寒热，不得虚，邪不能独伤人。卒然逢疾风暴雨而不病者，盖无虚，故邪不能独伤人。"《素问·评热病论》也说："邪之所凑，其气必虚。"

人类和一切生物本身都是一个整体，而且和自然界也是一个息息相关、不可分割的整体，这就是机体与外在自然环境的对立统一关系。《素问·宝命全形论》说："天覆地载，万物悉备，莫贵于人。人以天地之气生，四时之法成。"《素问·六节藏象论》说："天食人以五气，地食人以五味。五气入鼻，藏于心肺，上使五色修明，音声能彰；五味入口，藏于肠胃，味有所藏，以养五气，气和而生，津液相成，神乃自生。"《素问·五常政大论》说："阴精所奉，其人寿；阳精所降，其人夭。"《素问·生气通天论》说："阳气者，一日而主外；平旦人气生；日中而阳气隆，日西而阳气已虚，气门乃闭。是故暮而收拒，无扰筋骨，无见雾露，反此三时，形乃困薄。"《素问·四气调神大论》说："夫四时阴阳者，万物之根本也。所以圣人春夏养阳，秋冬养阴，以从其根，故与万物沉浮于生长之门，逆其根，则伐其本，坏其真矣。故阴阳四时者，万物之终始也，死生之本也。逆之则灾害生，从之则苛疾不起。"《灵枢·顺气一日分为四时》说："黄帝曰：夫百病者，多以旦慧昼安，夕加夜甚，何也？岐伯曰：四时之气使然。黄帝曰：愿闻四时之气。岐伯曰：春生、夏长、秋收、冬藏，是气之常也，人亦应之。以一日分为四时，朝则为春，日中为夏，日入为秋，夜半为冬。朝则人气始生，病气衰，故旦慧；日中人气长，长则胜邪，故安；夕则人气始衰，邪气始生，故加；夜半人气入脏，邪气独居于身，故甚也。"

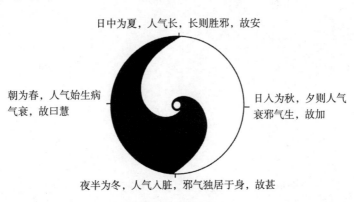

日中为夏，人气长，长则胜邪，故安

朝为春，人气始生病气衰，故旦慧

日入为秋，夕则人气衰邪气生，故加

夜半为冬，人气入脏，邪气独居于身，故甚

图1　一日通四季图

以上经文均说明，人体的健康和疾病的轻重，都与自然界气机的升降开阖息息相关、紧密联系。这就为我们练习气功、摄生、却病、采气等提供了基本的原则。

图1代表一气的运转，阴阳变化。图中白色为阳气，黑色为阴气，下为北，上为南，左为东，右为西，中央一点为太极之心，玄牝之门。

三、人体脏腑、经络、气血与气功的关系

（一）人体精神与脏腑是统一的

《素问·灵兰秘典论》说："心者，君主之官，神明出焉。肺者，相傅之官，治节出焉。肝者，将军之官，谋虑出焉。胆者，中正之官，决断出焉。膻中者，臣使之官，喜乐出焉。脾胃者，仓廪之官，五味出焉。大肠者，传导之官，变化出焉。小肠者，受盛之官，化物出焉。肾者，作强之官，伎巧出焉。三焦者，决渎之官，水道出焉。膀胱者，州都之官，津液藏焉，气化则能出矣。凡此十二官者，不得相失也，故主明则下安，以此养生则寿，殁世不殆，以为天下则大昌；主不明则十二官危，使道闭塞而不通，形乃大伤，以此养生则殃，以为天下者，其宗大危，戒之戒之！"《素问·阴阳应象大论》说："人有五脏化五气，以生喜怒悲忧恐。"心，"在志为喜"，肝，"在志为怒"，脾，"在志为思"，肺，"在志为忧"，肾，"在志为恐"。

以上经文说明，人的精神和脏腑是统一的，情志舒畅，精神愉快，则气机畅通，气血调和，脏腑功能协调，正气旺盛；若情志不畅，精神抑郁，则可使气机逆乱，阴阳气血失调，脏腑功能失常，正气减弱。因此，平时要注意精神调摄，保持思想上安定清静，不贪欲妄想，使真气和顺，精神内守。正如《素问·上古天真论》说："恬淡虚无，真气从之，精神内守，病安从来。"所以，练气功可以调摄精神，增强正气，从而减少和预防疾病的发生。

但是，精神又和社会环境紧密联系。一个良好的社会，国泰民安，人们精神愉悦，身心健康。相反，一个恶劣的社会，国乱民困，人们怨

声载道，精神苦恼，疾病丛生。因此，自然界和社会环境直接关系到人们的身心健康、长寿和夭折。

（二）性功和命功

练气功的第一步——性功，即首先要做一个道德高尚的人。第二步就是命功，做到身体健康，却病延年，有充沛的精力和坚强的体魄。现将性功和命功介绍如下。

性功和命功是不可分割的整体。性功多从心理而言；命功多从身体而言。二者是相互依存，相互关联的，离开任何一方，对方都不能成立。

性，是指精神；命，是指物质。物质产生精神，精神又能统御物质，使物质转化和变易。精神、物质的化合，则形成宇宙之中的万物，形成生生不已、变化无穷的无限生化之机，在一切有情的生命之中形成了三华五气。

（三）三华五气

三华五气是练气功者必须了解的知识，如果不具备这方面的知识，就会盲修瞎练，不仅获益甚少，甚至还会产生一些副作用。

1. 什么是三华

三华就是指人身中的精、气、神三宝。人身中的精、气、神是相互转化而不可分割的一个整体。

"精"指人体中各种物质的精微，是生命的根本。例如，《素问·金匮真言论》说："夫精者，身之本也。"精的来源有二，一是来自先天，禀受于父母，故称为先天之精，也叫元精，是人体生长、发育的基础。《灵枢·经脉》说："人始生，先成精。"二是来自后天，故称为后天之精，是由空气中的清气和饮食水谷中的精微所化生，以充养人体的生长、发育和生理活动的需要。先天之精和后天之精是相辅相成的。古人说："人含气而生，精尽而死。"梁代陶弘景在《养性延命录》中指出："养身之道，以精为宝，施之则生人，留之则生身。"因此，练功家很注意保藏元精。

"气"是构成人体生命活动的基本物质，它有元气（又称真气）、脏腑之气、经络之气、宗气、营气、卫气等。气的重要性，正如《景岳全书》所说："人之有生全赖于气。"《庄子·知北游》也说："人之生，气之聚也，聚则为生，散则为死。"所以，练功家把气的锻炼作为练功的一种重要手段。

"神"指人的精神活动，是人体生命活动的最高表现，对人体的生命活动起着"统率"作用。生命力的物质基础为精，气净化出来的"灵子"就是神，就是生命力。因此，气功修养又称为"灵子术"。

总之，人身和宇宙都具备了精、气、神三宝，三者相互依存，相互转化，互相关联，形成一个不可分割的整体。精是基础，气是动力，神是主宰。气产生于精，精的化生又有赖于气，而精与气则是神的活动在体内的物质基础和能量来源。

再泛而言之，无论植物、动物，都具有精、气、神三宝。不过植物是只有感应，而无情识的生物；动物是有感应、有情识的生物。而人类具有最优异的性灵（即很发达的大脑），故能认识宇宙，有改造自然、改造社会的能力。

2. 什么叫五气呢

五气就是"五行之气"，也就是指五脏六腑之气。五行即木、火、土、金、水。人身肝与胆属木；心与小肠属火；脾与胃属土；肾与膀胱属水；肺与大肠属金。人身同整个宇宙一样，必须阳气充沛才有光明，才有温暖，才能蒸腾江河湖海之水为云雨甘露，才能生育万物。所以，人体除心与小肠外，还有心包络和三焦也属火，中医则称为阳气，阳气充沛才能使人身阳和布敷，生机蓬勃。练气功，就是要使三华聚鼎，五气朝元，才能使精气内守，阳气充沛，身心健康，延年益寿。

（四）人体干支

要练好气功，尤其是要达到"三华聚鼎""五气朝元"的境界，必须对人体脏腑、经络与气功的关系有所了解。

人类生活在地球上，地球绕太阳运行。一周天为三百六十五度零四分之一度，就是说地球本身要自转三百六十五转零四分之一转，才能够绕行太阳一周。地球自转一周需二十四小时，这就称为一度，也称一天或一日。三百六十五天零四分之一天，就是一年。

一年分四季，春、夏、秋、冬每季各占三个月，每月三十天，每半个月为一个节气，每5天为一候。大自然的气候在不停地变化着，一切生物也相应变化着，这种变化的现象，称为物候。物候是在不停地变易着，一种景物经常见到，并不觉得它在变化。例如，一株幼树种在庭园内，常常看到但并不觉得它每时每刻都在生长，长久不见才会觉察到。

一年四季共十二个月。月亮绕地球运行，每经过晦、朔、弦、望即为围绕地球一周，全年周而复始地围绕地球十二周，故十二个月为一年。

地球与九星、七曜、二十八宿的相应关系，即出现阴阳消长、寒暑代迁，则产生了五运六气。

人身来源于大自然十天干和十二地支的运行之气，而生长出肝、心、脾、肺、肾、心包络六脏和胆、胃、大肠、小肠、三焦、膀胱六腑，共十二脏腑。

天干与地支是一个不可分割的整体。天干生五运，地支生六气，五运即五行，六气即六经。

地球上先有水，然后才能有生物。人类亦是先有肾水之精英而后生形体，如《素问·金匮真言论》说："夫精者，生之本也。"《灵枢·本神》说："生之来，谓之精。"所以，先天之气在于肾，肾间动气为生命之根，为奇经八脉之源，独立而不改，周行而不殆，此气聚而旺盛，则能展关通窍，使营卫气血周流不息，脏腑形骸都趋于健康。此气散尽则生命熄矣，故气功"取坎填离"之功法从此而奠基。

干者幹也，支者枝也，故称天干地支。天干地支之根又在哪里呢？因为天被无量无边的虚空所包藏，故一切天体的根部都在虚空。虚空具有无量无边、不可思议的力量，也就是不可思议的本体。中国古代哲学把这种不可思议的力量、不可思议的本体称为太极。"太"是无上的意思，"极"到了顶峰，没有任何事物能超过它的意思。

无上至极的力量，无上至极的本体，极深、极广、极精、极微、极博、极大，包罗无量天地，养育无量群生。它的力量使无量无边的星系、无量无数的世界，各自井然不紊地运行于虚空之中。每个星球、每个世界，在太虚中只不过像沧海中浮着的一粟而已，然而每个世界在虚空之中虽然微不足道，但以地球为例来说，它和其他具备了生命条件的星球一样包罗万象，飞潜、动植万物尽有，这些生命都依靠地球上的物质和地球周围大气层的影响而生长、发育、进化和变易。

大至无量无边的太虚，小至一粒种子、一个细胞，乃至最基本的物质微粒，都有一个共同运动的规律，就是阴、阳、消、长、盈、虚、动、静。

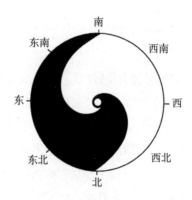

图2 阴阳消长图

混然元气本来无具体方位，为了示意方便，假设上方为南，下方为北，左方为东，右方为西。南方阳极阴生，北方阴极阳生，东西方阴阳平衡，四正四隅各具差别。图2中白色部分为阳，黑色部分为阴。阳主动，阴主静。阳主热，阴主寒。阳主升，阴主降。阳主明，阴主暗。阳主照，阴主寂。阳主观，阴主止。止、观、寂、照是性命双修之法。

阴阳互为其根，阴和阳都是由混然元气的运转而生。阴气发散则为阳，阳气凝敛则为阴。阳息而阴消，阴息而阳消。阳盈而阴虚，阴盈而阳虚。阳极则阴生，阴极则阳生。生生不息，变化无穷，都是一气运转所主宰，并不是一气之外另有阴阳。

由于阴阳消长的变化，可以显示出三阴三阳。三阴有厥阴、少阴、

巴蜀名医遗珍系列丛书

太阴。三阳有少阳、阳明、太阳。

天干地支之气，六十日为一周，每年六周，共十二个月，和人体手足十二经脉相应。

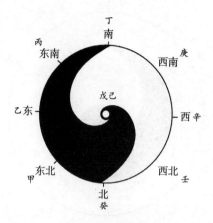

图3 天干运行图

东方生风，风生木，木生酸，酸生肝。

南方生热，热生火，火生苦，苦生心。

中央生湿，湿生土，土生甘，甘生脾。

西方生燥，燥生金，金生辛，辛生肺。

北方生寒，寒生水，水生咸，咸生肾。

木、火、土、金、水五行以生肝、心、脾、肺、肾五脏。其中丙火生出三焦、小肠二腑；丁火生出心和心包络二脏。人体水谷之精华及十二脏腑之营卫气血非阳和之气不能生化，非阳和之气不能敷布，故火行之脏腑有四，余行皆阴阳各一。

歌曰：甲胆乙肝丙小肠，丁心戊胃己脾乡，

庚属大肠辛属肺，壬属膀胱癸肾脏，

三焦阳火须归丙，包络从阴丁火旁。

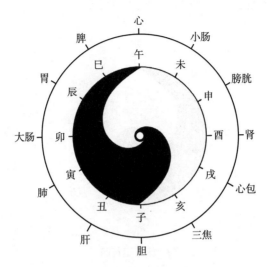

图4　地支运行图

人身营卫气血，每日寅时从手太阴肺经开始，一日一夜循阴二十五度，循阳二十五度，到次日寅时共行五十度周于身，复会于手太阴肺经。人身十二经脉中皆有动脉，独取肺经所过之寸口，以决五脏六腑死生之法者，就是因为寸口为脉之大会也。

歌曰：肺寅大卯胃辰宫，脾巳心午小未中，

膀申肾酉心包戌，亥焦子胆丑肝通。

从图3、图4中可以看出宇宙造化的微妙。五行相生之中又寓相克；相克之中又寓相生。一切事物无矛盾就不能革旧从新；无统一就不能乘势前进。相克，即是事物产生了对立。相生，即是事物得到了统一。矛

巴蜀名医遗珍系列丛书

盾与统一互为其根，相互依存，相互关联，相互制约，相互转化。可见自然、社会、科学、文化的向前发展是永远没有止境的。

（五）人体经络

《易传》说："一阴一阳之谓道。"既然是一阴一阳，为什么中医学处处都谈三阴三阳呢？溯本求源，无形无状、无际无边的虚空，就是一个无形无状、无边无际的太极。它迎之不见其首，随之不见其后，无始无终，永古长存，是时间和空间唯一不可分割的本体。这个本体，就是我国古代哲学家老子所说的"道"。老子说："道生一，一生二，二生三，三生万物。"又说："天下万物生于有，有生于无。"列子对老子"有生于无"的科学论断做了解释，他说："有则有极，无则无穷。"例如，虚空是无形体、无边际的，而一切有形体，有质有量的星系、天体、世界、万物都在其中生存着，这就证实了"有生于无"的科学性。

宇宙以真空为体，以妙有为用。妙有寓于真空之间，故有生于无。世间之数0为数之最大，1为数之最始。0者无也，1者有也。0包乎1之外；1寓乎0之中，0寂然不动，1则感而遂通，寂然不动的虚空，蕴藏着、充满着感而遂通之元气。元气动则为阳，静则为阴。道生一，就是说妙有寓于真空之中，元气充于太虚之内。一生二，就是说气动而奋发则为阳，气静而凝敛则为阴。一阴一阳则为二。二生三，就是说阴阳的起止都有初、中、终。阴之初为厥阴，阴之中为少阴，阴之极为太阴。阳之初为少阳，阳之盛为阳明，阳之普为太阳。三阴三阳各分手足，共为十二正经，如下表。

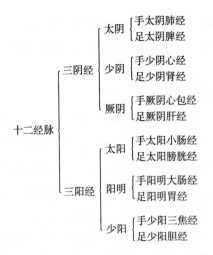

十二经脉
├─ 三阴经
│ ├─ 太阴 ─ 手太阴肺经 / 足太阴脾经
│ ├─ 少阴 ─ 手少阴心经 / 足少阴肾经
│ └─ 厥阴 ─ 手厥阴心包经 / 足厥阴肝经
└─ 三阳经
   ├─ 太阳 ─ 手太阳小肠经 / 足太阳膀胱经
   ├─ 阳明 ─ 手阳明大肠经 / 足阳明胃经
   └─ 少阳 ─ 手少阳三焦经 / 足少阳胆经

以上为十二正经，又称十二经络或十二经脉。另外，附立于十二经脉的还有十二经别、十二经筋、十二皮部，以及别络、孙络、浮络。

正经之外，还有奇经八脉。奇经共有八条：一曰督脉，总督诸阳经，其络为长强。长强又名尾闾、三叉口、尾骨下空、河车路、朝天岭、上天梯、曹溪路等。二曰任脉，总任诸阴经，其络为屏翳。屏翳又名会阴、阴跷、下极、海底、金门、鸡足穴，为冲脉、督脉、任脉交会之处。此脉一开，百脉皆开。三曰冲脉，此脉起于中极之底，海底之中，立于足阳明胃经，夹脐而上行于胸，贯之于脑，直入承灵、承光之穴。承天地之灵光，以运精神而灌溉营卫。四曰带脉，此脉束腰一周，如系腰带，故称为带脉。此脉主束诸经，使诸经脉有条不紊。五曰阴维脉，主维络全身所有的阴经。六曰阳维脉，主维络全身所有的阳经。七曰阴跷脉，此脉主开动全身之阴经脉。八曰阳跷脉，此脉主开动全身之阳经脉。八脉虽然各有奇特的运行，但都源出肾间动气。肾间动气为元气之根，玄牝之门。练气功者练到虚极静笃的时候，则真气转动，上通天谷，下达海底，合成玄关一窍，脉解心开，彻上彻下，洞鉴八荒。尽虚空，遍法界，这种境界与练功者的全身共为一体。这时自身就成为华藏的自身，华藏就成了自身的华藏。光光相融，珠珠相映，不可思议的境界完全具备在练功者的一身。

我国明代伟大的医学家张景岳认为，经络好比树木的枝叶；脏腑好比树木的根本。经络根源于脏腑，脏腑依赖于经气，经气依赖于肾间动气，肾间动气即是先天祖气。祖气孕育元神，元神藏于天谷，充于全身。在心曰神，在肝曰魂，在肺曰魄，在脾曰意，在肾曰志，此为五神。五神乃是先天元神流转而为后天识神，元神必须在净定中才能圆满聚集，一旦被六尘境界牵扰，就流转为后天识神，识神用事就要损人元气，使人容易趋向衰老病苦；元神使人趋向健康，一身轻安。

（六）脏腑与五官九窍的关系

肝开窍于目，肾开窍于耳和二阴，肺开窍于鼻，脾开窍于口，心开窍于舌。

人体眼、耳、鼻、舌、身、意，称为六根，六根与外界的色、声、香、味、触、法六尘相对应。练功的最上一层，要练到六根无漏，是要经过许许多多艰苦的磨炼，才能达到这种境界，才能使内而脏腑、外而躯体、五官九窍、四肢百骸的精、气、神合而为一，成为无状之状、无象之象、"圆陀陀、光灼灼"的一颗骊珠，这就称为内丹，或称金丹。

（七）浩然元气

无穷无尽的空间，充满着无穷无尽的元气；无穷无尽的元气，产生出无穷无尽的许多星系；无穷无尽的星系，组合成无量无边的恒河沙数三千大千世界。在三千多年前，释迦牟尼将太虚看成是华严世界海。他没有分星系，他认为像我们所住的地球这样的世界，1000个就称为一个小千世界，1000个小千世界，就称为一个中千世界，1000个中千世界，就称为一个大千世界。因此，这无边无际、无穷无尽的太虚中，包容着无量无边的恒河沙数三千大千世界。恒河，是印度一条河流的名称，这条河的沙细如面粉，一粒一粒难以数清，这里形容沙数之多，仅一条恒河的沙已经难以数清了，更何况无量无边的恒河沙数三千大千世界呢？因此，虚空无止境，虚空中的世界的数目也是无穷无尽的。在这无形无象、无边无际的虚空中，由于元气的运动，生出无数有形有象、有边有际、有质有量的天体和世界。《素问·天元纪大论》说；"太虚寥廓，肇基化元。"空间无边际，时间无终始，元气充满，运行不息，故浩然元气是取之不尽、用之不竭的，练气功随时随地都有无量无边的浩然元气可供采集。

（八）生死规律

物质是永远运动着的，世界也是一刻不停地变化着。太虚中的万物，包括动物、植物、天体等，每时每刻都在不断地发生、发展和转化着。

一年春、夏、秋、冬四季，万物的生、长、化、收、藏，自然界的生、住、异、灭都没有一时一刻、一分一秒的停顿，而刹那间的变化都有其规律和节奏，发生、发展、变异、转化不断发生，太虚中一派生气。自然界和万物是有生无死的。《易传》说："生生之谓易。"生生就是变化，大自然和万物只存在着时刻不停的变化，而永远不存在着死亡，也就是说大自然和万物只存在着交易（量变）、变异（质变），而根本不存在死亡和断灭。

太虚元气，永远不停地运动着，以化生万物，万物赋此元气，又各自具有生机，各自具有新陈代谢。新陈代谢和生长变化，人们用肉眼是不易察觉的。例如，两个人天天生活在一起，各人每天都在不停地变化，但各自并未觉察出对方有什么变化。从童年到皓首，也不觉得生疏。如果各自分开，天各一方，长期不见面，相隔10年、20年，很亲密的人也会不认识。夫妻、母子、兄弟或朋友，均会感到很陌生，也会视之如路人。

人们不要因生死而恐怖，因老残而悲哀。人之一世，如禾谷之一春。禾谷的种子藉外界阳光雨露等条件而发芽、生叶、升茎、开花、结果而枯槁，完成一代生命，然后重新生出新的一代。人生一世，从父母媾精在母腹怀胎约10月，生为婴儿、幼儿、少年、青年、壮年、老年，直至寿终，虽然生命结束，但并不等于断灭，生命的始终，是自然界中万物不断进化，不断转化，向前发展的必然规律。太虚中有这种规律才能充满生机。生生之谓易，日日兴新，穷则变，变则通，通则久，无始无终，永循自然之道。

四、气功与自然界、人体的整体性

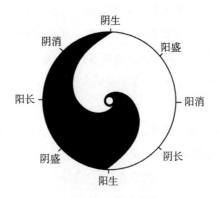

图5 太极混然元气图

说明：太极图下面是北方，白色代表阳气，白色初起的地方，这时为正当一日的子时和一年的第十一月的冬至，为阳气初生。由此从左方上升直到正南方，黑色初起的地方，这时为正当一日的午时和一年中夏历第五月中的夏至，这时阴气初生。黑色代表阴气。凡元气运行之道，物质运化之理，都是阳极则阴生，阴极则阳生，阳长则阴消，阴长则阳消。此为自然之理，是不以人的意志为转移的自然规律。

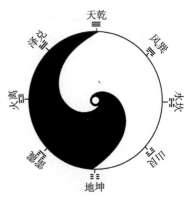

图6 伏羲先天图

说明： 伏羲先天八卦之图，乾位为天居上，坤位为地居下。震位为雷，从东北方冬春之交而震起。震者振也，阳从阴中振奋而出，草木萌芽，嘉卉含苞，此春意迎人之时也。离火为日，日出东方临照大地，万物皆负阴而抱阳。兑为湖泽，东南得气最盛，碧波荡漾，水国腾欢。西南巽风，桂馥兰分，酷暑遁去，秋高气爽，正宜举杯邀明月，对饮成三人之时也。坎水为月，月生于西，一弯新月笑对勤劳之人，歌唱秋月之丰收何其乐也。艮山居于西北，西北山岳之气最盛，故西北多高山也，宝藏兴焉，金石之根，万水之源，百世不竭，切勿以不毛之地而忽视之。

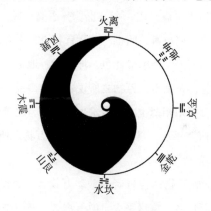

图7　文王后天卦图

说明： 文王后天八卦，冬至北风劲疾，坎水中一阳生起，夜长之极，昼长从此开始，生气从此渐长，水木之间赖艮山之阳土，阳土者春风吹动之土也。大地之土受冬寒之凝固，其硬度与山地相同，但到春意盎然则震木繁茂；东南春夏之交，熏风拂面，巽木华实；南风离火，烈日高腾，到夏至日一阴生起，昼长之极，夜长从此开始。冬至为一日之子时，一年之子月；夏至为一日之午时，一年之午月。子午为阴阳终始交替之时，故概称大气之行为子午流注者，简言之也。西南之交有坤土，坤土者，湿者也。秋来多绵雨，田野泥泞，农家收割，望秋阳以曝之，然而每遇秋雨潮生，凡事之不如意者多矣！西风清金之气，秋云低落，风清月朗，劳动之人欢庆其丰收，窃盗之徒恨其秋月之光辉也。西北燥金气临，万物渐蛰，草木凋落，荷塘已无擎雨之盖而东篱却有傲霜之菊，骨气何其雄也！

一年之气，春生、夏长、秋收、冬藏，有条不紊。《易传》说："帝出乎震，齐乎巽，相见乎离，致役乎坤，说言乎兑，战乎乾，劳乎坎，成言乎艮。万物出乎震，震，东方也。齐乎巽，巽，东南也。齐也者，言万物之洁齐也。离也者，明也。万物皆相见，南方之卦也。圣人南面而听天下，向明而治，盖取诸此也。坤也者，地也。万物皆致养焉，故曰致役乎坤。兑，正秋也，万物之所说也，故曰说言乎兑。战乎乾，乾西北之卦也。言阴阳相薄也。坎者水也，正北方之卦也。劳卦也，万物之所归也。故曰劳乎坎。艮，东北之卦也，万物之所成终而所成始也，故曰成言乎艮。"

"神也者，妙万物而为言者也。动万物者，莫疾乎雷。挠万物者，莫疾乎风。燥万物者，莫熯乎火。说万物者，莫说乎泽。润万物者，莫润乎水。终万物始万物者，莫盛乎艮。故水火相逮，雷风不相悖，山泽通气，然后能变化，既成万物也。"

《易传》的解释，可见造化之妙，万物相生相克，相反相成，其发展是无止境的。

巴蜀名医遗珍系列丛书

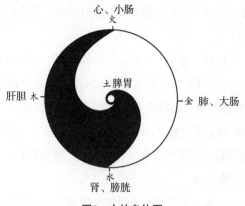

图8　人的身体图

说明：这幅人体气机运行图，从北方肾水而起，生出东方肝木，东方肝木生出南方心火，南方心火生出中央脾土，中央脾土生出西方肺金，西方肺金生出北方肾水。但是脾土为后天之本，肝、心、肺、肾四脏皆赖以养之。为什么说火能生土呢？因为大地要有阳光的照耀才能生机蓬勃，草木茂盛，禽兽繁殖。人体脾土要靠心阳、包络、三焦、小肠的火气来温煦，才能化水谷以灌溉全身；肾间动气又周行于三焦，上连于包络，又植原穴于十二经，可见无阳在人身中的重要性。得阳者生，失阳者死。草木皆然，况于人乎。

说明：精神是元神活动的状态，也就是大脑皮质活动的表现。

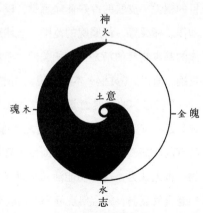

图9　人体的精神图

元神合则为一，分则为五，故大脑皮质的活动，直接关系到各脏腑及全身的生理功能。

"神"，是精神、意识、知觉、运动等一切生命活动的最高统帅。神的物质基础，就是精。《灵枢·本神》说："故生之来谓之精，两精相搏谓之神。"神是由先天之精生成的，当胚胎形成之际，生命之神也就产生，但必须依赖后天之精（即水谷之精气）以滋养。神在人身居首要地位，神充则身强，神衰则身弱，神存则生，神去则死。唯有神的存在，才能有人的生命活动。

"魂"，舍于血，藏于肝，也是属于精神活动的范畴。《灵枢·本神》说："肝藏血，血舍魂。"亦说："随神往来者谓之魂。"说明魂与神都是精神活动，魂随神而往来。如果魂未随神而活动，就会出现梦游、梦语和梦中的种种幻觉等。

"魄"，也是精神活动的一部分。张景岳说："魄之为用，能动能作，痛痒由之而觉也。"这就是说魄是属于本能的感觉和动作，像耳的听觉、目的视觉、皮肤的冷热痛痒感觉，以及手足四肢的动作和初生婴儿吸乳动作、啼哭等，都属魄的范围。人体这种本能的感觉和动作，同构成人体的基本物质的精是密切相关的。精足则体健，魄全则感觉灵敏、动作正确。所以，《灵枢·本神》说："并精而出入者，谓之魄。"

"意志"的意是意识、回忆，志是意识和经验的存记。《灵枢·本神》说："心有所忆谓之意，意之所存谓之志。"意和志的活动，是人类特有的功能，是出生以后不断发展着的，是"神明"分析综合活动的产物。古人认为，这一功能活动与肾气之充沛与否，是有密切关系的，如年老肾气衰弱，就会出现健忘，而病理的健忘也多由肾气不足产生。

魂、魄、意、志等活动，虽各有区别，但总的来说还是在神的领

巴蜀名医遗珍系列丛书

导下进行活动。《灵枢·本神》说："所以任物者谓之心。"就是说心之神可以统率和支配认识事物，以至于处理事物的一切精神活动，心神的活动如有失常，则魂、魄、志、意等的精神活动就会紊乱。所以，《灵枢·大惑论》说："故神劳则魂魄散，志意乱。"练气功强调练精化气，练气化神，练神还虚，使神光皎洁，虚灵不昧，其意义就在于此。

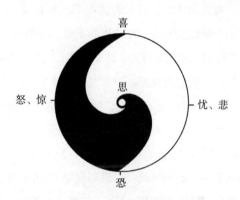

图10　人体的情志图

说明：喜、怒、忧、思、悲、恐、惊为人的七种情志。人的情志，是在机体的正常调节下，随着外界环境各种条件的刺激而产生的种种反应性活动，一般属于正常的生理现象，不会引起疾病。如果情志波动过于剧烈，或持续过久，每易影响机体，导致疾病的发生。

情志活动，是以五脏精气作为物质基础的，《素问·阴阳应象大论》说："人有五脏化五气，以生喜怒悲忧恐。"所以，情志致病与五脏的功能有密切的关系。

心为五脏六腑之大主，精神之所舍。因此，心在情志变化方面起到主导作用。《灵枢·口问》说："心者，五脏六腑之主也……故悲哀愁忧则心动，心动则五脏六腑皆摇。"正说明了这个道理。

五脏与五志，各有相应的联系。《素问·阴阳应象大论》说："怒伤肝，喜伤心，思伤脾，忧伤肺，恐伤肾。"喜为心志，在正常情况下，喜能缓和紧张情绪，使气血调和，营卫通利，心气舒畅。但若暴喜过度，则血气涣散，不能上奉心神，神不守舍，可出现失神、狂乱等表现。怒为肝志，有发泄之意，在某种情况下，略有助于肝气的疏泄条达。若大怒不止，则肝气上逆，血随气而上溢，则面赤、气逆、呕血、吐血，甚则昏厥猝倒。悲忧为肺志，悲哀太甚，则肺气抑郁，甚至耗气伤阴，致形悴气乏。忧思为脾志，思虑过度，使脾气郁结，结于胸腹，于是胸脘痞塞；脾气受伤，运化无能，则饮食不思，消化不良，腹胀便泄。恐为肾志，大惊猝恐，则精气内损，肾气受伤，气陷于下。正如《素问·举痛论》所说："余知百病生于气也，怒则气上，喜则气缓，悲则气消，恐则气下……惊则气乱……思则气结。"可见情志失调，累及五脏，虽各有所伤，但总的来讲，不外乎五脏之气的平衡协调关系受到影响，致使整个人体的气化功能发生异常，造成种种不同的病理机制。不仅如此，在疾病发展过程中，病人如有激烈的情志波动，往往使病情改变，病势急剧恶化。《素问·玉机真脏论》说："忧恐悲喜怒，令不得以其次，故令人有大病矣。"

情志异常，一般由于外在环境的刺激所引起，而内脏气血的病变，也常影响情志的异常。例如，血气有余，肝阳亢盛，相火偏盛之人往往善怒；反之，血气不足，肝气虚衰者每易胆怯惊恐。所以，《素问·调经论》说："血有余则怒，不足则恐。"《灵枢·本神》说："肝气虚则恐，实则怒……心气虚则悲，实则笑不休。"练气功就可使心情舒畅，精神愉快，五脏调和，情志就可复归正常。

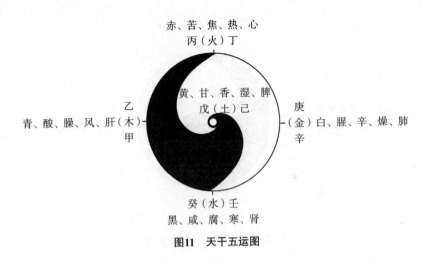

图11 天干五运图

　　说明：天干的十干主管木、火、土、金、水五运。东方木运，在天为风，在地为木，在脏为肝，在色为青，在味为酸，在嗅为臊。南方火运，在天为热，在地为火，在脏为心，在色为赤，在味为苦，在嗅为焦。中央土运，在天为湿，在地为土，在脏为脾，在色为黄，在味为甘，在嗅为香。西方金运，在天为燥，在地为金，在脏为肺，在色为白，在味为辛，在嗅为腥。北方水运，在天为寒，在地为水，在脏为肾，在色为黑，在味为咸，在嗅为腐。

　　十干之中，甲、丙、戊、庚、壬为五行之阳；乙、丁、己、辛、癸为五行之阴。天干五运为练气功按时随方采气，根据身体各脏腑需要而验色、尝味及嗅闻其气、选择适当的药饵以充形益气、填精补髓等提供了理论根据。

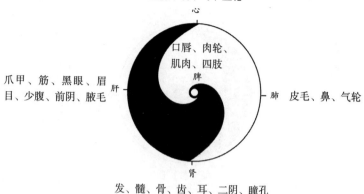

血脉、舌、耳、血轮

口唇、肉轮、
肌肉、四肢

爪甲、筋、黑眼、眉
目、少腹、前阴、腋毛

肺 皮毛、鼻、气轮

发、髓、骨、齿、耳、二阴、瞳孔

图12　人体内脏与外窍关系图

说明：中医学在生理、病理、解剖等方面与西医学相比，有迥然不同之处。西医对人体各部的分类很细，如五官、呼吸、循环、神经、消化、内分泌、泌尿、生殖等各成系统，各有专论，十分重视形态，一切都有科学的数据可查。而中医学则重视气化，有一整套高深渊博的哲学思想指导临床实践。它的系统观念是以天（自然界）、地（地理环境）、人（社会制度）和人的精神面貌、体质禀赋等为一个统一的主体。单从人体的生理、病理来讲，它是以脏腑为中心，经络为通路，五官九窍为外应，躯体百骸为城郭，毛窍汗孔为藩篱，精、气、神为主宰的一个有机的整体。

体表指整个躯壳而言。躯壳由筋骨、肌肉、皮毛等构成。脏腑在躯壳之内，但每一脏腑都与躯壳有着直接或间接的联系。观察体表形态，可以测知内在脏腑的情况。例如，《灵枢·本脏》说："肺合大肠，大肠者皮其应。心合小肠，小肠者脉其应。肝合胆，胆者筋其应。脾合胃，胃者肉其应。肾合三焦、膀胱，三焦、膀胱者腠理、毫毛其应……视其

巴蜀名医遗珍系列丛书

外应，以知其内脏，则知所病矣。"

人体鼻、目、口、舌、耳，称为五官。五脏与五官有密切的关系，如鼻为肺之官，目为肝之官，口唇为脾之官，舌为心之官，耳为肾之官。五脏虽然藏于体内，但由五官表现出的形色，亦可察知内脏的变化。见于头面者为五官，又称七窍，其中鼻与喉通，口与咽通。若并前后二阴，则为九窍。五官九窍通过十二经脉的联系，与五脏六腑相通。内脏有病通过经络，就可在五官九窍表现出来。

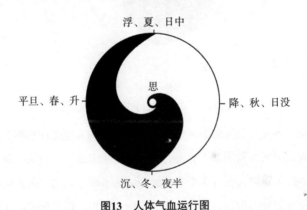

图13 人体气血运行图

说明：自然界大气的升降浮沉，是随气温的转变而变化的，一年四季大的变化是春升、夏浮、秋降、冬沉。一天小的变化是平旦气升、日中气浮、日没气降、夜半气沉。人身的气血亦顺应自然的变化而变化，如春季脉多浮，夏季脉多钩，秋季脉多毛，冬季脉多沉。《素问·脉要精微论》说："春日浮，如鱼之游在波；夏日在肤，泛泛乎万物有余；秋日下肤，蛰虫将去；冬日在骨，蛰虫固密，君子居室。"

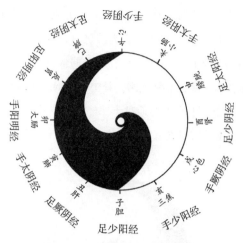

图14 十二时气血流注十二经图

说明：人身营卫气血的运行和自然界气候的变化是息息相关的。人身一昼夜营卫气血行阳二十五度，行阴亦二十五度，寅时从肺起，顺时而行，到次日寅时又复合于手太阴肺经。为了便于记忆，前人传有歌诀如下：肺寅大卯胃辰宫，脾巳心午小未中，膀申肾酉心包戌，亥焦子胆丑肝通。十二经脉气血交接流注次序如下：

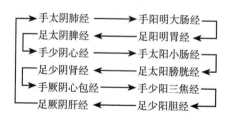

巴蜀名医遗珍系列丛书

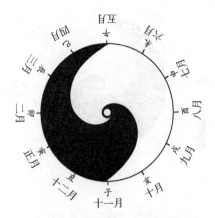

图15 一年十二月阴阳气血盈虚消长图

说明：一年的十二月和地支的十二辰相应，一日的十二时也和地支的十二辰相应。一年十二月的变化是大的变化，一日十二时的变化是小的变化。这些变化都和人身阴阳、脏腑、气血的盈虚消长息息相关。如果人体不能适应外界环境的变化，就会生病。

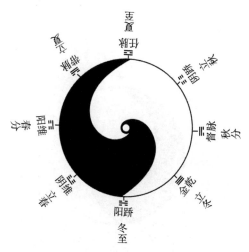

图16 奇经八脉流注图

说明：奇经八脉在人体和宇宙相应的时间是，从冬至之后，甲子夜半少阳起时，阳跷脉气渐隆，到立春交阴维脉。立春到春分时，阴维脉气隆而入阳维脉。春分到立夏，阳维脉气隆而入带脉。立夏到夏至，带脉气隆而入任脉。夏至到立秋，任脉气隆而入阴跷脉。立秋至秋分，阴跷脉气隆而入督脉。秋分到立冬，督脉气隆而入冲脉。立冬到冬至，冲脉气隆而入阳跷脉。

歌曰：坎一联申脉（阳跷），照海坤二伍（阴跷），震三属外关（阳维），巽四临泣数（带脉），乾六是公孙（冲脉），兑七后溪府（督脉），艮八系内关（阴维），离九列缺主（任脉）。

八脉所应之数，为后天八卦合洛书之数。大四季从一年而分，小四季从一日而分。医家称为灵龟之数，飞腾之法依此而立。张紫阳说："凡人有此八脉，俱属阴神，闭而不开，唯神仙以阳气冲开，故能得道。"对奇经八脉如此重视，深研气功者，切勿忽之！

巴蜀名医遗珍系列丛书

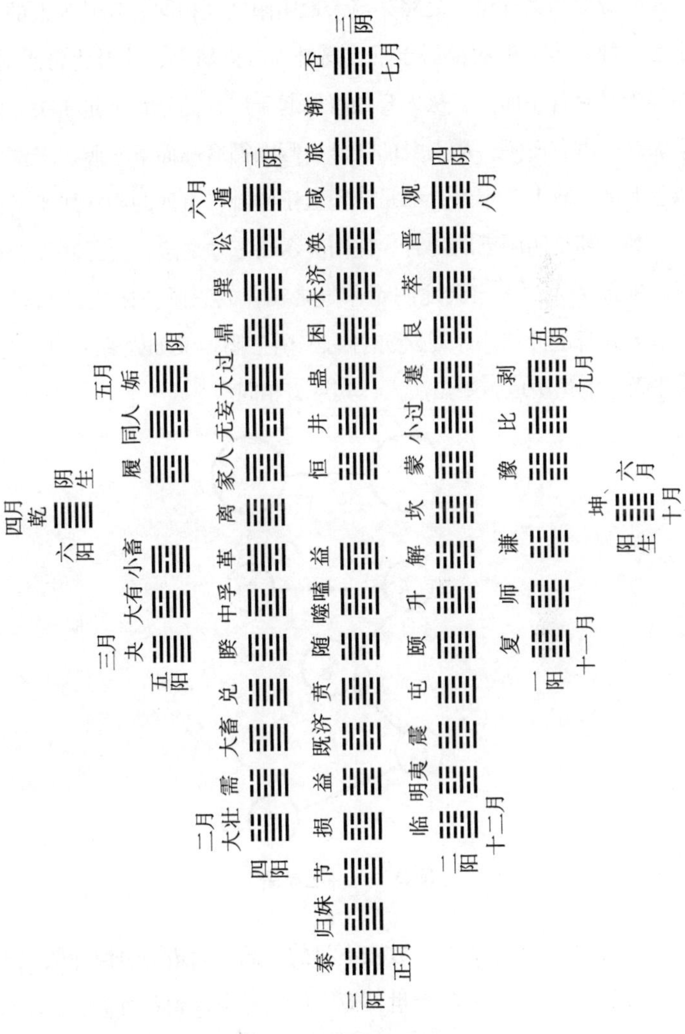
四月 乾 六阳 阴生
五月 姤 一阴
同人
履
小畜
大有
三月 夬 五阳
六月 遁 二阴
讼
巽
鼎
大过
无妄
家人
离
革
中孚
睽
兑
大畜
需
二月 大壮 四阳
否 三阴 七月
渐
旅
咸
涣
未济
困
蛊
井
恒
益
噬嗑
随
贲
既济
益
损
节
归妹
泰 三阳 正月
观 四阴 八月
晋
萃
艮
蹇
小过
蒙
坎
解
升
颐
屯
震
明夷
临 二阳 十二月
剥 五阴 九月
比
豫
谦
师
复 一阳 十一月
坤、六月 十月 阳生

图17　六十四卦周天图

说明：《参同契》以乾坤为鼎器，以坎离为药物，其余六十卦为火候。人的身形和真气运行之路亦与天地阴阳之气相同。乾卦为人的首部居于上，坤卦为人的腹部居于下，离卦为心火居上，坎卦为肾水居下。阳气起于复卦自左而升，从人身的督脉起于尻，循脊背上走于头。阴气起于姤卦，由右而降，从人身的任脉自咽喉循膺胸而下于腹。轻清之阳气居于上部，故上二十卦，都是四阳五阳的卦。重浊的阴气居于下，故下二十卦，都是四阴五阴的卦。此图显示出三才之道，上部法天，下部法地，中部法人，人禀天地阴精阳气之交，故三阴三阳之卦都居于中部，如像人身的经络中手足经亦各有三阴三阳。又如人有上中下三焦，上焦法天，下焦法地，中焦法人，其意义相同。

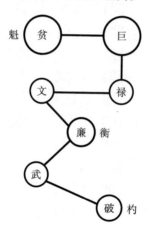

图18 北斗七星图

说明：世界是无量无边，数之不尽的。无量无边的恒河沙数三千大千世界，组成无量无边的华严世界海。但世界虽多到不可数，总不能脱离太极一元之气。太极之形，大而无外，小而无内，横无边际，竖无上下。分之其数不可穷，合之则一元之气而永生。放之则弥六合，卷之则退藏于秘，寂然不动，感而遂通，营周不休，为大道之源，天地之心也。天心是处处可见的，天心所指即是元气所至。

我们这个世界是以北斗星为天心。北斗星每年十二月指遍四方二十八宿，历全年二十四个节气，七十二候，三百六十五日又四分之一日，也就是地球绕太阳一周的时间。

北斗星斗柄所指之处，全是生气，故练气功之人存采气时，必须面对北斗所指的方向，无论深山老林、平地高丘、江河湖海都应如此。

一年四季的气候都统辖于十二辰，斗有七星，第一称魁，第五称衡，第七称杓，这三星称斗纲。例如，正月建寅，昏则杓指寅，夜半则衡指寅，平旦则魁指寅。其余各月如二月指卯，三月指辰，四月指巳，五月指午，六月指未，七月指申，八月指酉，九月指戌，十月指亥，十一月指子，十二月指丑，这称为月建。凡斗纲所指之处都是节气，也就是元气奔向之处。

说明： 二十八宿分布四方，如角、亢、氐、房、心、尾、箕，为东方七宿，其位应苍龙，共计七十五度。斗、牛、女、虚、危、室、壁，为北方七宿，其位应玄武，共九十八度又四分之一度。奎、娄、胃、昴、

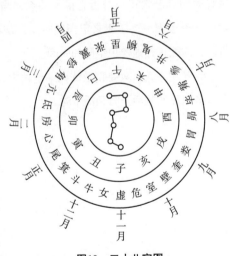

图19　二十八宿图

毕、觜、参，为西方七宿，其位应白虎，共八十度。井、鬼、柳、星、张、翼、轸，为南方七宿，其位应朱雀，共一百一十二度。

由房到毕十四宿为阳，主昼。由昴到心十四宿为阴，主夜。二十八宿主四方、昼夜，共计一百六十八星，三百六十五度又四分之一度以成周天之数。阴阳气数的变化，由此而显示出来。

由于有了日月的运行、地球的自转和公转、星宿的标志、斗纲的指向，我们这个世界（地球世界）的时间就显示出来了，加上气象的变化、时令的迁谢、物候的移换，形成了三阴三阳、五运六气，生化之机永无止息。

大自然和人体，以及一切物质微粒的本身都在不断运动着，各自形成子午流注。

中医习子午流注针法的针灸家，临床上有的有效，有的无效，这与选择时间和配穴正确与否有很大关系，当然辨证和操作也是其中的因素。针灸家靠一支手表来定当地时间，是不确切的，只有中国的罗盘、日晷，才能正确地辨识空间和时间。

练气功之人，只要稍微练到一定功夫，就会知道自己身中活泼的时辰。最明显的是活子时和活午时。

五、怎样练功

气功分性功和命功两方面，二者不可分割，不可须臾相离。但是，性功又是先决条件，离开性功，命功就不能成立，故我国历代祖师，千经万典，都是教人性、命双修。

《素问·上古天真论》说："（黄帝）问于天师曰：余闻上古之人，春秋皆度百岁而动作不衰，今时之人，年半百而动作皆衰者，时世异耶？人将失之耶？岐伯对曰：上古之人，其知道者，法于阴阳，和于术数，食饮有节，起居有常，不妄作劳，故能形与神俱，而尽终其天年，度百岁乃去；今时之人不然也，以酒为浆，以妄为常，醉以入房，以欲竭其精，以耗散其真，不知持满，不时御神，务快其心，逆于生乐，起居无节，故半百而衰也。"同时还指出："上古圣人之教下也，皆谓之虚邪贼风，避之有时，恬淡虚无，真气从之，精神内守，病安从来。是以志闲而少欲，心安而不惧，形劳而不倦，气从以顺，各从其欲，皆得所愿。故美其食，任其服，乐其俗，高下不相慕，其民故曰朴。是以嗜欲不能劳其目，淫邪不能惑其心，愚智贤不肖不惧于物，故合于道。所以能年皆度百岁而动作不衰者，以其德全不危也。"

以上经文说明，重视养生在延年益寿方面起着很重要的作用。凡善养生者，皆能预防疾病，延缓衰老，能年度百岁而动作不衰；反之，不善养生者，疾病丛生，半百而衰。

关于养生功夫的深浅，据《素问·上古天真论》记载："黄帝曰：余闻上古有真人者，提挈天地，把握阴阳，呼吸精气，独立守神，肌肉若一，故能寿敝天地，无有终时，此其道生。中古之时，有至人者，淳德全道，和于阴阳，调于四时，去世离俗，积精全神，游行天地之间，视听八达之外，此盖益其寿命而强者也，亦归于真人。其次有圣人者，处天地之和，从八风之理，适嗜欲于世俗之间，无恚嗔之心，行不欲离于世，举不欲观于俗，外不劳形于事，内无思想之患，以恬愉为务，以自得为功，形体不敝，精神不散，亦可以百数。其次有贤人者，法则天地，象似日月，辨列星辰，逆从阴阳，分别四时，将从上古，合同于道，亦可使益寿而有极时。"

以上略举《内经》中有关养生之道的论述，已经把各派气功的功理和功法说得很清楚了，以后的丹经、道书没有一家能超出其中的原则。

（一）练气功的条件、姿势和注意事项

1. 练气功的条件

（1）要具备"三心"：气功的功夫是没有止境的，下一番功夫就有一番收获，懈怠一分就有一分后退。因此，练气功第一要具有诚心；第二要有信心，增强毅力，勇于实践；第三要具有恒心，坚持到底。不能练练停停，一日曝之，十日寒之，这样得不到多少效果。平时练功，要争取时间，见缝插针，有空就练，只要不是用脑力紧张工作的时候，都可以练功。古人说："竹密不妨流水过，山高岂碍白云飞。"时间可以在百忙中挤出来，每天至少要求练功两次，一般可安排在早晚两个时间，这是对一般练功却病者的要求。高深的气功家，就没有时间的限制，佛家和道家的气功高深者，一入定就是几天几周，甚至几月，其境界非常殊胜，不仅自己轻安无病，而且能疗他人疾苦。

（2）要具备"炉、鼎、药、火候"：练气功又称练内丹，初时以武

火烹炼，继后以文火温养，这样药物才能升化为丹。

气功家炼内丹要有"炉，有鼎，有药，有火候"，才能炼就内丹。人身的"炉"在哪里呢？"阴跷穴"就是炉。此穴又名会阴，居于前后阴之间，女子阴户之后，肛门之前；男子阴囊之后，肛门之前。无论男女此处均有动脉隐约跳动。李濒湖说："此脉一开，百脉俱开。"这就是指练功者真火即从此穴升起，上烹于"鼎"。人身的"鼎"又在哪里呢？脐以下到阴阜，都可以称为鼎，其形好像半边锅形，故丹家说："半边锅内煮乾坤。"这就是气功家练内丹时用以盛"药"之"鼎"。什么是"药"呢？"药"就是精、气、神三宝。《玉皇心印经》说："上药三品神与气精。"历代丹经多譬况借喻之语，时而龙虎，时而水火，时而铅汞，时而坎离，时而朱砂水银、雄黄白银，弄得学者望洋兴叹，不得其门而入，畏难而退。什么是"火"呢？"火"就是意念。单以意念注于丹田，呼吸任其自然，就称为文火。文火需要以气助之。自然呼吸，就是鼻孔中出入之气任其自然，不疾不迟，不粗不滞，一心注视丹田。心静，呼吸自然细长，元气自然藏于腹中。老子说："虚其心，实其腹。"这就是练内丹的关键，也是九还、七返、八归、六居的必不可少的条件。心息相依，即心随呼吸一上一下，每吸一口气都用意念轻轻缓缓地将气吸入丹田，这样的呼吸法，就称为武火。武火对于"上药三品"——精、气、神起着烹炼的作用。

2. 练气功的姿势

（1）行式：练行功，要宽衣松带，缓步徐行。

（2）站式：两足分开，同两肩相等的距离，两手合掌十指相对，屈肘，拇指向胸，小指向外或竖掌于两乳之间。唇齿上下自然相合，两眼垂帘闭目，微露一线之光，视于鼻尖，鼻端正对肚脐。

（3）坐式：无论双盘坐、单盘坐或自然坐都可以。唇、齿、眼、鼻和站式相同。

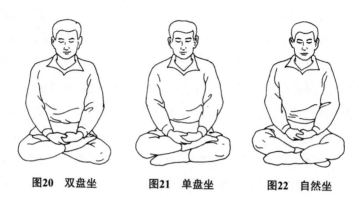

图20 双盘坐　　　图21 单盘坐　　　图22 自然坐

（4）卧式：分平卧、左侧卧、右侧卧。

平卧：全身正卧于床上，男性以左脚交放于右脚背上，女性以右脚交放于左脚背上，手指自然相合，平放在左右两侧（图23）。

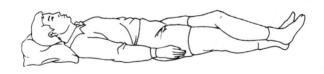

图23 平卧式

左侧卧：全身向左侧卧，右腿自然蜷曲放于左腿上，左腿自然伸直，放于右腿下；左臂屈肘，将左手掌面自然放于左面部耳边，右手自然放于右腿上。

巴蜀名医遗珍系列丛书

右侧卧：全身向右侧卧，左腿自然蜷曲放在右腿上，右腿自然伸直，放于左腿下；右臂屈肘，将右手掌面自然放于右面部耳边，左手自然放于左腿上。

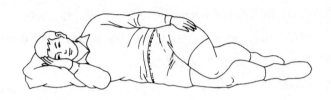

图24　右侧卧式

3. 练气功的注意事项

（1）调饮食：人在万事纷纭的生活中劳心、劳力，先天真气逐渐丧失造成亏损，如果加上疾病的摧残、精神的折磨，"有漏"的身体就不堪设想了。先天之气在肾，后天之气在脾。人自从离开母腹，降生在人间的时候起，就要靠后天脾胃功能吸收饮食之精华，来维持先天祖气，尤其是练气功之人，首先要筑基补漏，饮食的调节就更为重要。

①要注意饮食的选择：练气功之人，要选用轻清之品，以蔬菜、瓜果、五谷杂粮、薯豆之类为主要食粮。因其含有丰富的维生素，为人体各系统功能活动所需要，且营养成分丰富。腥、膻、臊、腻、荤之品以少吃或不吃为好，因这些食物若食不得当，既不易消化，又容易损伤脾胃，增高体内的血脂、血糖等，造成心血管、脑血管硬化，代谢障碍，形成结石、肿块等，并增加内分泌系统的负担而造成内分泌紊乱，引起一系列疾病的发生。因此，"补漏"练功之人，应以素食为主。

②饮食应定量、定时：饮食过多不易消化，过少则营养不足。进食

时间无规律，易使消化系统功能紊乱，影响健康。即使因消化道患病，需少吃多餐的病人，也应基本上做到定时定量。"比丘树下一宿，日中一食"。这必须是健康人才行；病者或身体虚弱之人，不必拘守此戒。

③忌烟、酒、浓茶：练气功之人，最好不酗酒，不吸烟，不饮浓茶。因烟、酒、浓茶能刺激神经，影响血行，造成心悸、失眠、头痛、晕眩，时时催人衰老，故应下定决心，自行忌戒或节制。如果医疗需要茶、酒等品者，最好遵照医生处方规定饮用。

（2）调睡眠：凡人一日之劳，必须依赖睡眠以恢复其精神。高深的气功家，可以入禅定，以息代睡；一般练气功之人，是办不到的。初练气功之人，睡眠不能过多，亦不能过少。每天8小时的睡眠，是应该保证的，尤其是晚间10点钟以后到次晨6点钟，这段时间最好能在宁静的睡眠中度过。暑天，在午后2时前，最好能睡一觉。

（3）调身：调身就是练气功之人，要调适好自己的身体姿势。行、站、坐、卧都可以练功，故在练功时，对于行、站、坐、卧的姿势，都必须讲究。练功时姿势正确，才有助于精气的运行，姿势不正确，能阻碍精气的运行，达不到练气功的目的。

（4）调心：心注于丹田，如猫捕鼠、如鸡抱蛋，一心不乱，一意不散，这就是练功家常说的"守注丹田练气功，一心一意功乃成"和"全凭心意练功夫"。可见心与意乃是气功锻炼的重要环节。若在练功时心有所动，意有所乱，即用武火以烹炼之，使真精内熔，心意不乱，自然心净。

各种功法，尤其是密法，是不能离开身、语、意三密的，离开三密，功法绝无成就。身、语、意三密，就是要求练功者，不论在何时、何地练功，心意都要集中，要求一心一意和诚心诚意，而不能半心半意

巴蜀名医遗珍系列丛书

或三心二意。凡是有虚伪心、残害心、贪心、痴心、傲慢心、乱疑心等者，都不是诚心诚意，对练气功来说，都是很可怕的障碍，应尽量戒除。

（5）调息：调息一法，贯彻始终。调饮食，调睡眠，调身，调心，皆为调息而用。一呼一吸称为一息。呼吸就是开阖。呼时气外出则为开，吸时气内入则为阖。开阖，是矛盾的对峙，枢机是矛盾的统一。开阖是阴阳的对峙，枢机是阴阳的转化。呼吸有大呼吸、小呼吸，有显明呼吸，有隐幽呼吸。开阖有大开阖，有小开阖；有显明开阖，有隐幽开阖。机枢也是一样，有大小、显明、隐幽的不同。有虚空之大，有微尘之小，有万象森罗的显明，有无形无影的隐幽，无时无处不在开阖、呼吸之中；无时无处不在机枢转化之内。

一呼一吸为一开一阖，一昼夜亦为一呼吸开阖，昼则气出为呼，夜则气入为阖。一月亦为一呼吸开阖，上半月，月色由朔到望，为气出而为呼为开；下半月，由望到晦，为气入而为吸为阖。一年亦为一呼吸开阖，上半年从冬至一阳生，阳气由复到乾为呼为开；下半年，从夏至一阴生，阴气从姤而到坤为吸为阖。如此类推，积三十年为一世，积十二世为一运，积三十运为一会，积十二会为一元，乃至于万古，十方六合，过去、现在、未来都不过如一呼吸而已。因此，调息一法，为气功诸法之枢机，一呼一吸，一开一阖，具备十方三世一切造化之机，人生一息不来，便作古人。

一呼一吸具阴阳消息盈虚之理，具河洛之数，六十甲子之运，具先、后天八卦，乃至八八六十四卦、三百八十四爻、方圆、横竖、生息无穷之妙。

调息之法，最要紧者，莫如听气。《庄子·人间世》说："敢问心斋？仲尼曰：若一志，无听之以耳，而听之以心。无听之以心，而听之以气。听止于耳，心止于符。气也者，虚而待物者也。唯道集虚，虚者，心斋也。"由听气而证入心斋，实在可算是调心、调息的一种方便法门。由于心息相依，不知不觉便会自然心静息调。此法之妙，包括了进火、退符、周天火候、采气炼药、温养、沐浴等一切法门。古人说："知其一，万事毕。"如知调息之法，必能入气功之堂奥。

虚空无量无边华藏世界海，都在虚空的呼吸开阖之中，进行着成、住、坏、空的变化。以世界自身来说，成、住为呼为开；坏、空为吸为阖。以一年四季来说，春夏为呼为开，秋冬为吸为阖。以人的一生来说，少壮为呼为开，老死为吸为阖。以人和动物来说，鼻孔出气为呼为开，鼻孔进气为吸为阖。以植物来说，白天吸碳吐氧为呼为开，晚间吸氧吐碳为吸为阖。这些都是明显的、容易为人们所察觉的大小呼吸。至于幽隐的、不易被人们所察觉的大小呼吸，亦无时无地不有。人世沧桑，物换星移，又何尝不在呼吸之中呢？

以人的呼吸而论，脏腑的一舒一缩，气体的一出一入，这是很明显的，也算是人体最大的呼吸，这种呼吸人人都能觉察。至于幽隐的细微的呼吸，并不是在肺中进行，是以心肺为动力，以经络、血脉为通路，靠血液、淋巴液、组织液，把清新之气送到全身各系统、组织、器官的每个细胞之中，同时又把全身各细胞吐出的故浊之气带回肺泡之中，由气管从鼻孔呼出。这种吐故纳新的过程，是粗浅的、明显的，由肺和鼻来完成，很容易察觉。至于人体内由血液、神经、体液和全身细胞来完成的、潜在的、隐微的、细致的内呼吸，每每被人们所忽略。这种先天就具有的内呼吸，是人在母腹中就具有的，由先天祖气孕育出来。

气功调息的目的，是要取得先天祖气与后天胸中之大气融为一体，成为一个先后天一元化的整体。这样，十二正经和奇经八脉运行的气血，在体内就畅通无阻，卫气营血充沛于全身。这就是练气功的小周天功夫已经形成。继而勇猛精进，求得自身元气与虚空元气融成一片，与虚空同体，进入大周天境界。再不断生化，不断提高，进入道家三清，佛家涅槃的无上精神世界。当然，一般人不必这样要求，只要求练功时能做到心息相依，心静息调，求得健康，却病延年。

（二）攒簇五行，和合四象

攒簇五行，和合四相是专门对修炼者的要求，一般只要求身体健康之人，不必有此要求。

阴阳判而四相生，八卦成而五行列。五行、四相都是寓言，都是比喻，在《丹经》中，它是脏腑的代名词。木为苍龙，代表肝脏；火为朱雀，代表心脏；土为黄婆，代表脾脏；金为白虎，代表肺脏；水为玄武，代表肾脏。少年时代，我在一本《丹经》里看到几句隐语：东家女西家郎，黄婆为媒效鸳鸯。朱雀玄武同称美，分娩婴儿胜孟姜。看来好像是狂人说疯话，后来向海慧禅师请教，其曰："这是丹家攒簇五行，和合四相的功法。"从那时起，我才开始悟得攒簇五行，和合四相的意义。

为什么要攒簇五行，和合四象呢？就是说一个高标准的练功者，在练精化气、练气化神、练神还虚的整个过程中，首先要使五脏真气融合。苍龙、白虎、朱雀、玄武要由黄婆把它们号召在一起，成为一个一元化的整体。换言之，就是要使东方肝木所藏之魂，南方心火所藏之神，西方肺金所藏之魄，北方肾水所藏之志，完全要在中央脾土所藏之意的指挥下，攒簇和合而为一体。《内经》说："志意者，所以御精神，收魂魄，适寒温，和喜怒者也。"因中央黄婆的意念，是人体神、志、魂魄的总领，练气功时，集中意念，就可以使神、志、魂、魄融合一体，达到攒簇五行，和合四相的目的。

攒簇五行，和合四相，首先要去掉七情，恢复天性。什么是七情呢？七情是指喜、怒、忧、思、悲、恐、惊。狂喜伤心，嗔怒伤肝，忧悲伤肺，恐惧伤肾，惊吓伤胆，思虑伤脾，七情对五脏六腑都有损伤。所以，中医学称七情为内伤。练气功之人，应该去掉七情，保存元气，保持天性。天性是什么呢？天性就是本然之善，这种本然之善在肝本为仁，在心火为礼，在脾土为信，在肺金为义，在肾水为智。气功家应具备如下美德：第一要有恻隐之心，对于遭遇不幸的善良的人们要具有同情心，要尽心竭力救人之急，解人之危，拔人之苦，给人以幸福。第二要有羞恶之心，就是对坏人坏事要恨、恶，要伸张正气，惩奸除暴，保护善良。对于自己有了过失和缺点，要知羞愧，勇于改正。第三要有辞让之心，就是对待别人要有礼貌，要谦虚谨慎，不乱发脾气，要先天下之忧而忧，后天下之乐而乐，对于荣誉福利要谦让，不巧取豪夺。第四要有是非之心，正义者为是，非正义者为非，凡是有利于国家，有利于民族，有利于社会，有利于人民者，以及尊老爱幼，扶危救贫等，都是正义的。反之，凡有损于国家、民族、人民、社会者，以及欺孤凌弱，假公济私，窃名盗利等，都是非正义的。凡有浩然之气者，必是非分明。第五要有无妄之心，妄即虚妄，就是作伪的意思。无妄之心，要做到对国家、民族、社会、人民赤诚相待，口无假话，身无伪行，意无欺骗之心。

练气功时，要使自身的六根（眼、耳、鼻、舌、身、意）不为外界的六尘（色、声、香、味、触、法）所转移。见境不贪、不嗔、不痴，不为所染，则六根无漏，身心清净，那就会使心灵、行为、语言皆美，胸中秽浊之气尽去，净洁之气长存，寤则与人为善，寐则无梦而恬眠。

巴蜀名医遗珍系列丛书

五行自然攒簇，四相自然和合。

（三）练功捷径

练功要使三华聚鼎，五气朝元，练成内丹。首先要明白鼎的位置。鼎就是丹田，丹田位于人体下腹部。鼎下有炉，炉就是"阴跷穴"，位于人体前后阴之间，又名会阴穴。练功时，先将精、气、神三品上药，聚于鼎内，然后先以武火烹炼，继后以文火温养。如果鼎中没有精、气、神三药，就形成一个空铛。烹炼空铛，只会把铛烧坏，而炼不出丹来。这就是练功的偏差，不唯无益，反而有弊。

炉中要有火，火就是心，也就是意念。意念注于"阴跷穴"，称为炉中点火，也就是意守"阴跷穴"。点火是用来烹炼鼎内之药，炼就成内丹的。火必须有风助才猛，有气助才燃。因此，武火要有风，文火要有气，风和气本是一体，只不过是刚、柔、强、弱之区别。风就是呼吸之气。肺为橐龠，犹如炼矿的风箱，橐龠鼓动，气机流畅则为风。武火是呼吸要随意念一上一下，吸气时要用意念把吸入的气送入，从头顶沿脊骨两旁直到"阴跷穴"（会阴），出气时以意念将内在的真气从小腹正中直上喉咙，经上腭内部上入泥丸（百会），又沿前额注于"祖窍"。泥丸在头顶正中，密宗练"颇瓦法"开顶就在此处。"祖窍"位于两眉头和两侧大眼角的正中，此处又名慧眼、生法宫。文火，就是只用意守"阴跷穴"，呼吸任其自然，不必像武火那样把意念用在呼吸上。

练功者必须懂得"抽添火候"，火烈则抽，火寒则添，使其意不散乱，神不外驰。每日勤行，将意念注于炉中，烹于鼎内。如鸡抱卵，如猫候鼠，这就是攒簇五行，和合四相之法。一有动机（即邪念），就用武火以退阴符，阴符退后，仍用文火静照丹田，及至阴符退尽，则为纯阳之体。《养生家》说："宠辱不惊，肝木自宁。动静以敬，心火自定。饮食有节，脾土不泄。调息寡言，肺金自全。恬然无欲，肾水自足。"这也是攒簇五行，和合四相的初步功夫。

练功时除了要求调身、调息、调心、调饮食、调睡眠之外，日常生活中还须注意：一日之计，暮毋饱食。一月之计，暮毋大醉。一年之计，朔望远内。一生之计，晦冥护气。太上养神，其次养形，形神均养，却病延龄。这是一般练气功之人也应遵守的。

练气功者，还要逐渐做到目不溺于色，耳不溺于声，鼻不溺于香，舌不溺于味，身不溺于触，一心不乱，一意不散，合眼光，凝耳韵，调鼻息，缄口舌。四大不动，使金、水、木、火俱聚中宫土位。心之神、肝之魂、肺之魄、肾之志四者无漏，则精水、神火、魂木、魄金皆聚于意土之中，如此久之，则能攒簇五行，和合四相，精神魂魄意，攒簇归坤位，静极见天心，自有神明至。天心者一阳来复也。勤行不懈，清阳渐长，浊阴渐消，由复而到乾，则为纯阳矣。如卦象所示。

䷗	䷒	䷊	䷡	䷪	䷀
一复	二临	三泰	四大壮	五夬	纯乾
阳	阳	阳	阳	阳	
生卦	生卦	生卦	生卦	生卦	阳卦

以上卦象说明，清阳之气，从微到著，从小到大，从少到多，都是从清净心中升起，从正念中积功累德而来。

䷫	䷠	䷋	䷓	䷖	䷁
一姤	二遁	三否	四观	五剥	纯坤
阴	阴	阴	阴	阴	
生卦	生卦	生卦	生卦	生卦	阴卦

巴蜀名医遗珍系列丛书

以上卦象说明，浊阴之气，从微到著，从小到大，从少到多，都是秽浊心中升起，从邪念中损功败德而来。

注：卦图中的奇画"——"代表阳；卦图中的偶画"--"代表阴。

（四）十二辟卦的生理现象

复卦，为子卦。一阳来复之象。练气功有效之初时，丹田之中一阳生起，此时腹中阳气震动，丹田暖气融融，或腹中跳动，或身上肌肉、经络不时跳动，或跳于腰背，或跳于胸胁，跳于四肢，或有暖气流动之感，或全身轻安愉快，或练功时全身大动，这些都是一阳来复的现象。

临卦为丑卦。二阳生起之象，练功者此时阴液化为甘露，津液润泽，口中甘美，以前的震动从此消失停止，定力从此逐渐增深。此为二阳生的现象。

泰卦为寅卦，三阳生起，天地交泰。练功者身中如春光明媚，阳气下充于丹田，阴精上升于灵府。此时神清气爽，夙病全消，奠定了却病延年的基础。此为三阳生起的现象。

大壮卦为卯卦。为四阳生起，清阳壮盛，胜过浊阴之气。练功之人，身中如春风桃柳，正是阳气冲关之时。此时耳后风生，目有晶光，夜能见物。此为四阳生起之现象。

夬卦为辰卦，五阳生起，为清阳与浊阴决战之时，此时练功者身中如像绿荫如盖，芳草如茵。清阳之气冲破玉枕，入泥丸，注于祖窍之中。在此之前，练功之人如能再入甚深禅定，达到虚极静笃之时，脑后玉枕之处突然一声霹雳，阴阳决战，清阳得以胜利凯旋。此五阳生起之现象。

☰
☰　乾卦为巳卦。六阳生。练功者清阳健旺，浊阴全消，已成纯阳
　　之体。精随气化，气与神融，如华英蕃茂。

虽然如此，能具备勤、诚、恒的毅力，坚持刻苦锻炼，勇往直前者实在太少，即有一二志士，亦因机缘不具，或俗务羁缠，或意外横生，事与愿违。故世间初果者实为不少，而硕果者确难见难闻。高深者亦不过停留于"三阳开泰"之下，噫难矣哉！老子说："慎终如始，则无败事。"即使功夫到了纯阳境界，亦须不停地温养，勤加沐浴，使心无邪思，神无垢染，直至不生不灭。何谓不生不灭呢？就是邪心令其不生，真心令其不灭，练气功者，其无忽诸也。

若人逐境忘身，得意忘形，见利忘义，杂念乱其心，私计乱其神，则不到应得之天年，而真阳速减，走夭寿而多病的道路，实为可惜！即使纯阳之体，不自珍贵，其阳气也会逐渐消失，如下面卦象。

☰　姤卦为午卦。一阴从内而生。懈怠之人不加锻炼，心中不时升
　　起一念邪欲，染垢一分真心，丧其一分清阳，生起一分浊阴，增加一分衰老，减去一分健康，生命凋零之机已萌于此。

☰　遁卦为未卦。二阴生，清阳遁退，浊阴进长，懈怠之人不加锻
　　炼，精神衰减，形体疲惫，百病丛生，可不慎乎！

☰　否卦为申卦。三阴生起，天地不交，上下痞塞。懈怠之人不加
　　锻炼，则心肺之气不能下降于丹田。水湿、痰浊等阴秽之物，不能排泄于体外，壅滞于胸胃及心、脑血管之中，造成冠心病、肺心病、心脑动脉硬化、血压波动，以及胆、肾等内脏结石，或浊阴不消，秽毒不去，生起肿瘤痞块。

巴蜀名医遗珍系列丛书

☰☵ 观卦为酉卦。四阴生起。懈怠之人不加锻炼，转眼变成鸡皮鹤
发，老态龙钟，弓腰驼背，身形短缩。或痰湿虚肥、心累心
跳、呼吸浅短。或气与血并行于上，逆而不返，则为大厥，厥则暴死，
气返则生，不返则死。所谓大厥者，就是西医所称的脑血管意外，中医
称为中风。

☷☶ 剥卦为戌卦。五阴生起，为清阳大受其剥之时。懈怠之人不加
锻炼，百病缠身，行尸走肉，日薄西山，气息奄奄，人命危
浅，朝不虑夕。

☷☷ 坤卦为亥卦。纯阴也。懈怠之人不如锻炼，未到应享之天年，
就结束了生命，全身出现纯阴之象，心无跳动，肺无呼吸，身
无暖气，肤色青紫，无见无闻，肢体僵硬，壮志未酬，已作九泉之客，
悲夫！

（五）灵源无上妙法

下士道，练其血肉、筋骨，中士道，练其脉络、脏腑，上士道，练
其精气、元神。

灵源无上妙法，是道家净明派的教外别传，不立文字，直指灵源，
灵府清净，三华合一，智慧圆明，则为道妙。李东垣说："气者，精神之
根蒂也。大矣哉！积气以成精，积精以全神，必清必静，御之以道，可
以为天人矣。"吕纯阳说："精养灵根，气养神，此真之外更无真。"《胎
息经》说："气入身来为之生，神去离形为之死。知神气可以长生，固
守虚无以养神气。神行即气行，神注即气注，若欲长生，神气须注。心
不动念，无去无来，不出不入，自然常注。勤而行之，是真道路。"古
圣先师黄帝及其臣下岐伯等，望世人同登寿域，教人恬淡虚无，真气从

之，精神内守，嗜欲不能劳其目，淫邪不能惑其心，志闲而少欲，心安而不惧。这些都是培养灵源的无上妙法。

灵源无上妙法，是要使虚灵不昧的真宰，涤除尘垢，达到专气致柔，营魄抱一。神藏于丹田之中，性命相抱，命以涵乎性，性以御乎命，精气灵根化源不竭，则为至道之妙。

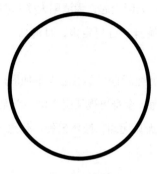

图25　真宰图

上图即是人的本来面目，圆陀陀、光灼灼，一丝不挂，洁净无尘，明而又明，光芒无际。及至视、听、言、动一开，五欲燔于中，七情沸于内，则时而昏暗，未有不失其真而丧其本者也。

孔子教人说："非礼勿视，非礼勿听，非礼勿言，非礼勿动。"老子教人说："塞其兑，闭其门，终身不勤，开其兑，济其事，终身不救。"释迦牟尼教人说："不入色、声、香、味、触、法生心，应无所注而生其心。"

以上各家之言，其意义都是教人一心清净，万虑皆空，除去私念，一意归中。

此法无论男女老幼，随时随地都可以练，不拘行、站、坐、卧，将身体调和舒适，垂帘闭目，扫去杂念，一心注视"阴跻穴"到脐下三寸之中，有精气神合而为一的太极玄珠。

玄珠之中，阴精阳气相互环抱，互为其根，阳气可凝而为阳精，阴精可化为阳气，阴阳絪蕴而化生元神，元神又统御乎精气，故称真宰。真宰为精神，精气为物质。物质有粗有精，精神有凡有圣。灵源无上妙法，是去粗取精，超凡入圣之捷径。

练功者一心注视此太极玄珠，呼吸任其自然，一念不起，一意不散，久之不出不入，无去无来，成为胎息。又久之则元气自然冲尾闾而上泥丸落于丹田，为河车初动，可不理它。只以一意守着玄珠，久之真气充盈，自然坎离交媾。一霎时有一阵回风，上冲百脉，是为河车真动，中有一点灵光，若隐若现，不可留意贪恋，更不可起心动念去追求一切现象。总以一心静定温养，守此玄珠，切不可起丝毫杂念。此为固养胎儿，又名涵养圣胎。如鸡抱卵，温气相继，调和火候，务必适宜。念不可弛，念弛则火炎。意不可散，意散则火寒。要保持清朗无念的真心。

《入药镜》说："水怕干，火怕寒，差毫发，不结丹。"人能外境不迷，则内境自澄。心即是丹，丹即是心，丹心即是道，丹道即是心。若遇念头一起，就应该收心调息。一呼一吸称为一息。在万念纷飞之时，即以心随呼吸，使每吸进一口气时，都以意念将气送入丹田玄珠之内。每呼出一口气时，都以意念令玄珠之光从毛孔放出，照耀大地。如此调息片刻，自然心静息融，此后即听其自然呼吸，只需一心静照玄珠，把玄珠意想得清清楚楚，明明白白。时间久了，净心注于玄珠之内，玄珠融于净心之中。净心成为玄珠中的净心，玄珠成为净心内的玄珠。心境如一，不知我之化为玄珠欤？玄珠之化为我欤？自此而往，请诸君精进不懈，自己练功，自去体验。书不尽言，言不尽意。自练自得，自得自知。

最后，有一句最要紧的应该始终牢记的话，就是气归元海则精保，气散六门则精飞。气是随心动而动的，要气归元海，那就必须心归元海。心又如何归元海呢？心能下沉即能归元海。心又如何能下沉呢？离欲静神便能下沉。这是什么境界呢？这就是坎☵离☲交媾的境界。这时元神藏于腹，犹万物藏于坤。神入坤中，犹天气降而至于地，气与神合，犹地道承天，天地以此生物，吾身以此产药。

为什么说气散六门则精飞？气随心之动而动，六门即是眼、耳、鼻、舌、身、意。六门接触外境，生起贪、嗔、痴、慢、邪曲、谄伪、嫉妒、诬谤等一切散乱之心。这样元气就从六门而散，元精亦随气散而飞越。

人之一身，乾☰首，坤☷腹，离☲心居中，气统于肾，居于坎☵位，形统于首。一身上下本不相交，故使之交者神也。心为神明之脏，脑为神明之腑，神运乎中，则上下混融，与天地同流。神守于玄珠则静而伏藏，伏藏为升腾之本，下田为三田之根。神守于玄珠，则精气皆归于元海。静极而动，则鸢飞于天，鱼跃于渊。精化而为气，气化而为神，神凝而还虚，为一元浩气，与虚空同体，灵性之源万古不竭。

巴蜀名医遗珍系列丛书

六、嚂字功

嚂，梵文嚂字，音兰。嚂字功是密宗的一种功法，是以字作为种子，以呼吸和真言作为火候，是佛家的功法。但是练起功来，只要细心体念，很多地方都和道家功法完全相吻合。道家求脱胎换骨，追望三清，此法是转化四大，追望涅槃。

嚂字功是行之易而收效速的一种气功方法，下面叙述嚂字功的功法和步骤。

练功的第一步是摄心播种。一开始就要止观双运，既不是心猿意马，又不足死水寒潭。练功者不论行、站、坐、卧，先用意念观想自己的下丹田之中有一洁白正圆的月球发光。○犹如农历月中十五晴天晚上的月球，光明如镜，活活泼泼，中间有一红色嚂字。嚂字在月球中，它的每一笔、每一画都像红色的霓虹灯一样。月球本身和它中间的嚂字在丹田中放出无量光明。把丹田中月轮和嚂字观想清楚之后，就调呼吸，在进气时，心中默念一"嗡"字，同时随着进气的时候意想空中无量无边的元气，从自己的神阙穴（即肚脐）灌入丹田，吸进的元气完全被嚂字全部吸收。出气时心中默念嚂字，同时意想嚂字放出无量光明，照耀全身和周围的环境。虽然呼吸是从鼻中一进一出的，但不要去管它，只注意观想肚脐的呼吸就行了。因为鼻孔呼吸是明显的外呼吸，而肚脐的呼吸是很隐微的内呼吸，这种内呼吸可以打开十二正经和奇经八脉，使全身脏腑、躯体、五官九窍、四肢百骸所有细胞都能有规律、有力量地进行着精微的内呼吸，时间久了，就能恢复先天，成为胎息。我们每个人的胎儿时代，在母腹中完全是从脐中推动内呼吸，在没有胎心之前也是如此。从后天返回先天时，肺和鼻孔的呼吸变得很微细，长久锻炼，练到周身经脉、须发、毛孔及其肤窍全无障碍，与天地同呼吸，共命运。此时鼻无出气，手无六脉，如龙如蛇之蛰，如龟息、鹤眠，此时即是胎元气足之时。

后天返回先天的呼吸，其道路是幽微遥远的，每日练功都必须记着前面所说的一有动机便以武火烹炼。武火之法，就是存神用息，心息相依，心随息运，绵绵若存，念兹在兹之意。动机一停，消息均无，即将武火减去，只以心目返观，内照丹田，一念不起，万虑尽空，这就是忘息忘虑、回光返照、温养丹田的文火。前面已述，武火必以风吹，风就是呼吸。文火是微微火种，故不须用呼吸之风以吹嘘，只需意守丹田，听其自然呼吸。

⊛字功法，是用"嗡""嗤"两个音节来调节武火。默念"嗡"字时，心随吸入之气降于丹田字月轮之内。默念"⊛"字时，心想字所放之光，照耀全身，光芒无尽。如此，一呼一吸，即一聚一散，都是心息相依，这就是风乘火势，火借风威，故称为武火。

月轮○代表"嗡"字，是清净的意思，⊛字是梵文，含义是光明的意思，并无神秘之意。

⊛字功是以嗡、嘛、呢、白、墨、吽 [注：吽字读音哄（hong）] 六个音节来调节文火。这六个音节，又称密语，密语是无法言传的，要了解全部情况，须阅读藏经便知，这里我们不必去深入研究，只要依法练功，水到渠成，功中所证的境界，到时自己是会明白，如人饮水，冷暖自知。⊛字功的文火，就是忘掉呼吸，任其自然，意注丹田、⊛字和月轮，心中默念嗡、嘛、呢、白、墨、吽六个音节，从心中默念而出，从耳中默听而入，此为无念而念，念而无念，久之都摄六根，净念相继。

初时是：身似菩提树，心如明镜台，时时勤拂拭，不使着尘埃。此即相当于道家的烹采沐浴和温养功夫。继而是：菩提本无树，明镜亦非台，本来无一物，何得惹尘埃。此时八识心田已转为大圆镜智，此即道家之三清境界，佛家涅槃之常乐我净也。

　　⊛字功，收功之时，观想⊛字住于丹田，一瞬之间，从鼻中吸气一口，在吸气时心中默念"嗡"字，意想空中白色元气从祖窍而入，直下丹田字⊛之中。出气时，想白光从丹田字⊛之中照耀全身；随着又吸第二口气，在吸第二口气时，心中默念"阿"字，意想空中红色元气，从喉中直下丹田之中的字⊛之内，当鼻中出气时，意想丹田⊛字中的红光照耀全身；随着又吸第三口气，在吸第三口气时，同时默念"吽"字，意想虚空蓝色元气，从两乳之间正中的膻中穴直下入丹田⊛字之中，当鼻孔出气时，以意想蓝光从丹田⊛字中照耀全身。观想已毕，然后睁开两眼，两手相对擦热，抚摩头、面、颈项、耳、目、口、鼻及胸腹、腰胁、上下四肢后收功，然后自然活动。

七、采气法

采气，是指采纳先天元气。它是以外呼吸为开关，以内呼吸为马达，祖窍为气库。本法又名醍醐灌注法。采气的道路，分泥丸灌注法和脐轮灌注法。

采气宜于风和日朗的白天，或月白风清的夜晚。凡遇风雨雷霆，或阴霾浓雾及山岚瘴气等地，均不可采。

采气之环境，必须幽静清洁，崇山峻岭、茂林修竹，清流激湍，或芳庭嘉卉之中，其气清新，不仅氧气充足，富有负氧离子，而且是太和祥瑞之气，能怡神悦志，荡除心垢，增益定心，且能培补元精、元气、元神。尤其采日精月华，更能伐毛洗髓。

凡秽垢之地，以及空气被污染之处，不可进行采气；若不遵守，必有害无益。

（一）泥丸灌注法

此法行、站、坐、卧都可以，但以站和坐最为适宜。

采气方法：先静心息虑，意守"阴跷穴"片刻，然后以意念观其呼吸之升降，当鼻中吸气时，意想虚空中的元气，从自己的头部正中（泥丸穴即百会穴）灌入顶内，从后脑玉枕处，分为左右两路，沿着背脊两旁一直走到尾闾骨处，绕过肛门，入于会阴跷穴内，暂停一瞬间，然后随鼻中出气时，意想采入之气从胸腹正中任脉两旁的冲脉而上行于面部，再上额内，注于祖窍之中。如此，采气7~21遍，然后意守"阴跷穴"，任其自然呼吸，不拘时间长短。收功时将两手搓热，擦头、项和面部，然后睁开眼睛，以两手摩胸、腹、腰、腿及肘臂和两膝、足等处，就可自由行动。

（二）脐轮灌注法

此法行、站、坐、卧都可以练，但以卧法最为适宜，无论平卧、侧卧都可以。

采气方法：仍然是先静心息虑，意守"阴跷穴"片刻，然后以意念观其呼吸之升降，当鼻中进气时，意想虚空中的元气，从自己的肚脐灌入整个小腹和会阴跷穴之内，暂停一瞬间，然后随着鼻中出气时，意想从脐轮采入之气，由会阴跷穴分为左右两路，从尾闾的两旁，夹脊而上冲过玉枕，上入泥丸，再从前额之内，下注于祖窍之中。如此采气7～21遍，然后意守"阴跷穴"，任其自然呼吸，不拘时间长短，收功时如泥丸灌注法。

八、运气法

运气法是要使任、督二脉的河车运行之路，既能顺转，又能逆运。能把乾、坤、坎、离颠倒，使经脉无阻，精气神不断升化，总合而为灵子，成为生命之力。

运气方法：先静气凝神，意守于"阴跷穴"内片刻，然后以意领气，先行顺转，当鼻进气时，意想自身元气从两乳之间的"绛宫"之中，沿着胸腹正中的任脉，下入于小腹之中，注于"阴跷穴"之内，暂停一瞬间，然后顺着鼻中出气，以意念观想此元气从"阴跷穴"冲入尾闾，沿着脊柱正中的督脉直上，冲过玉枕，入于泥丸，注入祖窍，一瞬之间，又随鼻中进气之时，意想元气从祖窍降于腭，下鹊桥（舌），过重楼（气管），仍入"绛宫"，直注入"阴跷穴"。如此 7～21 遍，静息意守"阴跷穴"片刻，然后进行逆运。

逆运方法：是静息意守"阴跷穴"片刻之后，将意念移入"绛宫"，注"绛宫"片刻，当其鼻中进气之时，意想"绛宫"中的元气，上入于天目（祖窍穴），透过泥丸冲开玉枕，沿着督脉正中下行，过命门入尾闾，注于"阴跷穴"内，暂停瞬间，又随鼻中出气之时，意想"阴跷穴"中之元气，沿着胸腹正中任脉又注入"绛宫"。然后又照前上天目，透泥丸，冲玉枕，过命门，入尾闾，注"阴跷穴"。如此 7～21 遍，意守"阴跷穴"，任其自然呼吸，时间长短不拘，最后收功与采气法收功相同。

巴蜀名医遗珍系列丛书

九、练气法

练气法，实质是贯穿着练精化气、练气化神、练神还虚之法。其法是以乾坤为鼎器，以坎离为药物，以其余六十卦共三百六十爻为火候。总的说来，就是进火退符，扶阳抑阴，去粗取精，去伪存真，去邪扶正之法。其具体内容，不外乎武火、文火、温养、沐浴直到阳神圆满。

练功之法，首先是凝神，神凝则气静，气静则精化，精化则气充，气充则神全。

此法不拘行、站、坐、卧，身体要调和舒适，端正自然，宽衣松带，勿使经气受阻。

调身之后，将意念注视"阴跷穴"处，若心有浮思杂念，就先用武火烹炼，杂念已去，就用文火温养。

练气之法，贯穿于气功的一切法中。尤以㊣字功中所具有的练气之法最为全面，如果能熟练㊣字功，可以说一切功法都能融会贯通了。

附：开顶法

开顶之法，为鲲化鹏游运大周天，与虚空同体的必经之路。此法练成之后，虚空无边的元气都能受字的吸引，从练功者的泥丸而入，一切秽浊之气，都会被㊣字排斥而远离练功者的身体。练功者能做到身、语、意三密相应。以六度万行，圆满清净身心，不仅少病少恼，健康长寿，且临命终时预知时至。身无疾苦，心无迷惑，诸根悦愉，正念分明，吉祥而逝。

开顶法的练法：端身正坐，静心息虑，意照丹田内净月轮中红色⊗字片刻之后，以意领气，当鼻中进气时，意想空中元气化为白色甘露，如像鲜牛奶一样，从自己的顶门灌入，充满全身，直达足心涌泉穴。当鼻中出气时，意想⊗字从丹田放出无量光明，从全身毛孔中出，头身各放圆光，笼罩全身，照亮无边世界。如此片刻，然后观想丹田⊗字缩小为白色明点如豆大，洁白如水晶，中有一小⊗字，明点与⊗字全放光明，片刻鼻中进气一口，以意领气下入丹田。待整个小腹气满之时，然后从口中用短促有力之声默念出"嘿"的一声，意想丹田明点⊗字随着"嘿"的一声，如像枪弹一样，由丹田直上，冲出顶门，入太空中，片刻间又从鼻中进气一口，气入小腹之后，口中默念"嘎"字一声，意想明点⊗字从天空中降入顶门，从自身正中归于丹田，如此反复锻炼，每次7～21遍，待满后仍然意守"阴跷穴"，想此⊗字注于丹田，片刻将两手掌指搓热，摩擦头、面，睁开双眼，摩擦颈项、胸腹、腰膝及手足四肢，摩擦从上而下，收功后自然随意动作或安排他事。如果此时精神倦怠，可躺下睡一会儿。

　　这个功法，一般健康人每日练2～3次，每次21遍，大约49天就可以开顶，开顶之后顶上会有一个凹陷，此后每月初一、十五各练一次，直到寿终，可以不必每日都练。

巴蜀名医遗珍系列丛书

十、气功治病

明代医学家张景岳说："心之所至气即随之。"气功治病，主要是以意念领气为主。

气功对诸多慢性痼疾，有意想不到的效果，可以适用于多种系统疾病，如肺结核、肺气肿、支气管哮喘、胃和十二指肠溃疡、慢性胃炎、胃下垂、慢性胰腺炎、中风后遗症、高血压、冠心病、失眠、头痛、弱视、耳鸣、癌肿、月经不调、崩漏、贫血、骨质增生、风寒湿痹、肌病、周围神经炎等。许多用现代药物和物理、化学疗法难以获效的疾病，采用气功治疗，都会有不同程度的效果，甚至对有些疾病的疗效，使人满意而惊奇。

以意领气的气功疗法，法门很多，各有千秋。仅以常用的功法来说，还是⊗字功的应用广泛，效果亦可靠，可以说是有利无弊。

⊗字功法程序：

（一）姿势

坐式或卧式两种。

坐式：不论床、椅或沙发上，盘足或自然平坐均可。

卧式：正卧、侧卧均可。

（二）守窍

坐式或卧式的姿势调整后，就以意念守视"阴跷穴"。

（三）观想丹田月轮○和⑤字

在意守"阴跷穴"片刻之后，意念转至丹田穴中的月轮○，月轮○是洁白发光，如月球，⑤字是红色光明，犹如霓虹灯一样光明鲜艳。

（四）以意领气

观想⑤字分明住于丹田之后，就进行以意领气。当鼻中进气时，以意念观想虚空元气从肚脐（神阙穴）灌入小腹⑤字之内，同时随气之入，心中即默念"嗡"字，其发音的速度要和脐中进气的速度相等。

当随鼻中吸气，以意念观空中元气从肚脐灌入丹田字中，直至小腹微微觉得充满后，鼻中自然出气，小腹自然会内收，这时就以意念观想丹田中的⑤字，放光照射着患病的部位，同时心中默念⑤字之音，其默念⑤字的音节速度与小腹内收的速度相等。

总之，不管鼻中或脐中的呼吸和默念"嗡""嘘"字的速度都宜细、缓而长，不宜粗、快而短。如此 7～21 遍之后，就意想丹田⑤字之光注于病患之处，任其自然呼吸。心中默念嗡、嘛、呢、白、墨、吽，时间不拘长短，最多不超过 1 小时。

收功时，心中第一声默念"嗡"字，同时意想空中白色元气，从祖窍直入于丹田⑤字之中；接着第二声心中默念"阿"字，同时意想空中红色元气从喉中直注于丹田⑤字之中；接着第三声，心中默念"吽"字，同时意想空中蓝色元气从两乳之间的膻中穴而入，直注于丹田之内的⑤字之中。

嗡、阿、吽观想默念完毕之后，两手搓热摩擦头、面、颈项，然后睁开眼睛，摩擦胸、腰、膝及手足四肢，即收功。

巴蜀名医遗珍系列丛书

十一、练功时出现偏差怎么办

气功是最好的养生之道，就是功夫不深，也能治愈很多疑难痼疾。只要练功者心胸开阔，少私寡欲，不嫉贤妒能，能主动去掉贪恶、嗔怒、自高自大、唯我正确、欺人害人、损人利己、幸灾乐祸、自私自利、盗名窃誉、患得患失等藏于灵魂深处的不良念头，都能取得各不同的效果，品德修养越高，成果就越大。

另外最重要的一条，就是不要去用心追求练功的效果，如果执意追求反而会产生一些幻觉和幻境，这些幻觉和幻境使人被虚假的、自以为真的境界所暗示，造成千奇百怪的现象，致使癔病发作。练功者会糊里糊涂地认为到了神仙境界，得了道，其实是邪念私心在作怪，执意追求效果的反应，这就是练功者出现"着魔走火"的偏差。

什么叫"着魔"呢？"着"是沾染的意思，"魔"是邪幻的意思。有的人在练气功时，忽视了性功的修养，心脑中盘聚着牢固的邪心或幻想，脑海中形成了一个不切实际的鬼鬼祟祟的概念，出现精神上的错乱现象，是邪心和私利造成的。

还有一些练气功者，对功法不了解，半信半疑，常怕出偏差，既怀疑又恐惧，又想得到气功的好处，身上有一点变化，就大惊小怪地认为着魔了，认为精气走乱，心惊胆战。

还有的练功者，求成心切，抓得太紧，昼夜不休地练功，不吃饭，不睡觉，精神疲乏，伤阴耗液，造成虚火上炎，煎熬津液成痰，痰蒙清窍，神志昏迷，胡言乱语，木呆癫狂。

什么叫"走火"呢？火就是心，文火、武火都离不开心。走火就是意念不正，入了邪途，使心火污染了邪思魔念。所以，"着魔"是由于"走火"，"走火"必要"着魔"。

练气功时出现了偏差不要害怕，应正确对待。关键是气功指导老师要精通医术，能正确地纠正学员出现的偏差。如果指导老师一点医学常识都没有，又没有跟师学习过，对学员出现偏差就会束手无策。

常见的偏差现象从头到足，从外到内有以下表现：头晕眼花，头痛失眠，头鸣耳鸣，幻听幻视，头项摆动，身体动摇，胸闷气短，心慌心跳，腹胀腰痛，背痛胁胀，厌食厌饮，肠鸣气鼓，四肢酸软，甚至还会出现全身木呆，僵直瘫痪，抽搐不语，哭笑无常，大吵大闹，胡言乱语，乱动乱跳，多疑多怒，多忧多恐，不知羞愧，丑态百出。

这些现象都是失心走火。由于喜、怒、忧、思、悲、恐、惊七情和贪、嗔、痴、慢、疑五毒酿成心肾不交，肝肺相乘，脾气不运，七情、五毒的无明之火煎熬津液，液枯阴损，阴涸为痰，阻滞气机，身体中新陈代谢的产物难于排出，秽浊之物聚于五脏六腑、十二正经及奇经八脉，蒙蔽五官清窍，障碍三焦，污染卫气营血，出现诸般怪症。然而其症虽多，总不外风火痰浊，阴亏气乱而已。

解治方法，以泻火息风、涤痰去浊、养阴理气为主，以清火涤痰汤为基础方加减治之。

胆南星10g　法半夏10g　天花粉15g　枳壳10g　橘皮10g　杏仁10g　瓜蒌15g　茯苓10g　黄芩10g　甘草3g

服法：水煎服，每日1剂。

加减：

口渴者，去法半夏、茯苓，加玄参20g，麦门冬20g，天门冬20g，生地黄20g，还可加蔗汁50mL，梨浆50mL，石斛20g，玉竹20g。

心中烦热，坐卧不安者，加栀子10g，黄连3～6g。

胃中烦渴，唇干，舌质老红起黄苔者，加生石膏30～60g，知母10～15g。

失眠难寐者，加酸枣仁10～20g，柏子仁20g，草决明20g，合欢皮30g。

心悸、惊恐不宁者，加生龙骨30g，生牡蛎30g，生赭石30g，生磁石20g，珍珠母20g。均应打细入煎，随症加入1～2味即可。

大便秘结者，加大黄5～10g，芒硝10g。

小便短赤者，加车前子10g，木通10g，白茅根30g。

身体震颤、抽搐、痉挛或木呆者，加钩藤20g，蝉蜕10g，僵蚕10g，嫩桑枝30g，威灵仙10g。

如果遇到癔病性格练功者，七情、五毒太盛，加之不按功法练功，出现偏差，使癔病大发作，表现为牙关紧闭，不食不饮，胡言乱语，不睡不卧，肢体僵直，木呆不动，抽搐震颤，肢体歪斜，或肢体扭转，或做十分难看的怪动作。如此情况的病人，要强制服药，必要时可鼻饲给药。每日三餐全为流质，亦可采用鼻饲。如果失水严重者，还需配合输液。

十二、道家服食药方

（一）延寿长生丹

组成： 松香 1500g　熟地黄 120g　枸杞子 120g　桑白皮 120g　茯苓 120g　肉桂 30g　砂炒泡附片 30g

松香入净锅（或砂锅、铁锅）内，盛清水，烧以桑柴，熬炼十二次，每次熬化煮沸之后，都须令其澄清，去掉沉渣，换以清水。十二次满，再用酒、水各半煮炼两次，去其涩味，待松香洁白，然后加熟地黄、枸杞子、桑白皮、茯苓、肉桂、砂炒泡附片。共碾细末，炼蜜为丸，每丸重 9g。

功效： 补气益血，强筋壮骨。

主治： 脏腑亏虚，气血不足，肢体痿软无力等。

用法： 成人每日服 1～2 丸，早晚饭前服；小儿 6～12 岁每日服 1 丸，6 岁以下服半丸。

（二）资生丸

组成： 人参（潞党参）90g　茯苓 60g　白术 90g　山药 60g　薏苡仁 45g　莲米 60g　芡实 45g　甘草 30g　炒麦芽 60g　建曲 60g　白豆蔻 24g　桔梗 30g　藿香 30g　黄连 12g　炒扁豆 45g　砂仁 45g　山楂肉 45g

共碾细末，炼蜜为丸，每丸重 9g。

功效： 补气健脾，和胃渗湿。

主治： 中气不足，脾胃虚损，食欲不振，身体瘦弱，虚胖无力，消化不良，脘腹胀满，大便溏泄等。

用法：成人每次服 1～2 丸，每日服 3 次；6～12 岁每次服 1 丸，每日服 3 次；6 岁以下每次服半丸，每日服 3 次。饭前服用。

（三）健身益寿糜

组成：明沙参 60g　潞党参 60g　山药 60g　白术 60g　茯苓 60g　芡实 60g　莲米 60g　薏苡仁 60g　枸杞子 60g　菟丝子 60g　巴戟天 60g　杜仲 60g　谷芽 60g　麦芽 60g　山楂 60g　龙眼肉 60g　胡桃肉 120g　花生米 120g　山萸肉 60g　酸枣仁 60g

共碾细末，加入米粉 4kg。

功效：扶脾益肾，养心柔肝，宽胸补肺。

主治：肢体痿软，行动无力，形体消瘦，或大病之后虚弱疲惫，以及小儿发育不良等。病者服之强身祛病，常人服之益寿延年，男女老幼均可服用。

用法：每日早晨将药粉适量煮成糊状，加白糖（或红糖），吃饱一餐。若有外感发热者，暂停服用。

（四）芡实苡仁粥

组成：芡实 15g　薏苡仁 15g　糯米 30g

功效：开胃健脾，养胃生津。

主治：脾胃虚弱，胃阴不足，以及癌肿患者经西医放疗或化疗后出现气阴亏虚者。

用法：每日煮服 1 剂。如患癌肿者，可用 3 倍量，作为每日的主食，以菜送服。

（五）神仙酒

组成：枸杞子 30g　菟丝子 30g　熟地黄 30g　山萸肉 30g　潞党参 30g　生地黄 30g　菊花 30g　白芍 30g　天门冬 30g　白蔻仁 15g　花椒 9g　龙眼肉 30g　车前仁 30g　肉苁蓉 30g　苍术 30g　制首乌 30g　杭巴戟 30g　麦门冬 30g　杜仲 30g　玉竹 30g　酸枣仁 60g　小茴香 15g　甘草 15g

以白酒 2kg，将药浸泡 1 个月后，用干净纱布滤出。然后将所剩的药渣，再加水煮熬半小时，又用纱布滤去药渣，将药水用微火浓缩至 150mL 左右，倾入酒浸出的药液内，加蜂糖 1kg，冰糖 2kg 熬成糖浆，瓷缸收藏。

功效：填精益髓，健脾养心，温阳补肾。

主治：阴阳、气血、脏腑亏虚之证。

用法：每次服 10g，每日服 2～3 次。饭前服，用菜送服也可。

此方常服 1 年左右，可使白发转青，气力健旺，延年益寿。

以上五帖药方，无论是练气功之人、病人和正常人，都可以服用；但癌症病人，只能服用芡实苡仁粥。每人最好只选 1～2 个药方常服，不要几个药方同时服用。

巴蜀名医遗珍系列丛书

附：河图与洛书说明

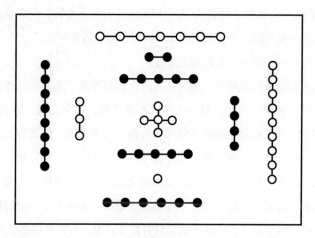

河图

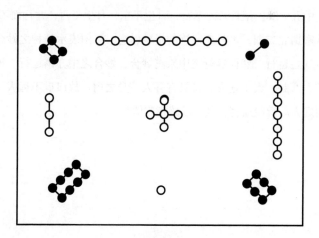

洛图

河图为天地相交之数，其数：一六共宗，二七同道，三八为朋，四九为友，五十为守。

《周易》说："天一地二，天三地四，天五地六，天七地八，天九地十。"又说："天数五，地数五，五位相得而各有合。天数二十有五，地数三十。凡天地之数，五十有五，此所以成变化而行鬼神也。"

内之一二三四五，为五行之生数。

九还七返八归六居者，因为三方之返还归皆聚于北，故言居。练气功之人精气神聚于丹田，肝木之魂，心火之神，肺金之魄，肾水之志，皆随脾土之真意而聚于鼎内，结而为丹田。丹者道也，道之为物，唯恍唯惚，惚兮恍兮，其中有象。恍兮惚兮，其中有物。杳兮冥兮，其中有精，其精甚真，其中有信。这全凭练功之人自己去心领神会，别人丝毫不能代替。丹道为一体，是建立在最精、最微、具有无穷妙用的物质基础之上的。时至花开，水到渠成，只有自练自得，自得自知而已矣。

洛书为日月相交之数，其数戴九履一，左三右七，二四为肩，六八为足，中五为腹。纪日月之运行，日生于东，月生于西，并行而不悖。

丹家据此二图，为丹道修炼的指导思想，河图表示精神之妙合，洛书表示气之运行，然而运行之中未离妙合，妙合之中亦寓运行。识此可知九宫、八卦、天干地支，皆具有吾人一身之内。故曰道不远人，人之违道而远人。旨哉斯言，其为歧路指归欤！

巴蜀名医遗珍系列丛书